Lubinic

Handbuch Aromatherapie

W0056868

Handbuch Aromatherapie

Ätherische Öle und ihre Anwendung

Von Edeltraud Lubinic

Mit 43 Abbildungen

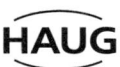

Karl F. Haug Verlag · Heidelberg

Die Deutsche Bibliothek – CIP-Einheitsaufnahme

Lubinic, Edeltraud:
Handbuch Aromatherapie / von Edeltraud Lubinic. - Heidelberg :
Haug, 1997

   ISBN 3-7760-1662-0

Produkthaftungsausschluß:
Alle in diesem Buch enthaltenen Angaben, Daten usw. wurden von der
Autorin nach bestem Wissen erstellt und von ihr und dem Verlag mit
größtmöglicher Sorgfalt überprüft. Gleichwohl sind inhaltliche Fehler nicht
vollständig auszuschließen. Daher erfolgen die Angaben usw. ohne jegliche
Verpflichtung oder Garantie des Verlages oder der Autorin. Beide üben
deshalb keinerlei Verantwortung oder Haftung für etwaige inhaltliche
Unrichtigkeiten.

© 1997 Karl F. Haug Verlag, Hüthig GmbH, Heidelberg

Alle Rechte, insbesondere die der Übersetzung in fremde Sprachen, vor-
behalten. Kein Teil dieses Buches darf ohne schriftliche Genehmigung des
Verlages in irgend einer Form – durch Fotokopie, Mikrofilm oder irgend ein
anderes Verfahren – reproduziert oder in eine von Maschinen, insbesondere
von Datenverarbeitungsmaschinen, verwendbare Sprache übertragen oder
übersetzt werden.

All rights reserved (including those of translation into foreign languages).
No part of this book may be reproduced in any form – by photoprint, micro-
film, or any other means – nor transmitted or translated into a machine
language without written permission of the publisher.

ISBN 3-7760-1662-0

Umschlagfoto: Mauritius, 60385 Frankfurt

Umschlaggestaltung: WSP Design, 69120 Heidelberg

Satz: H&S Team für Fotosatz GmbH, 68775 Ketsch

Druck: Druckhaus Darmstadt, 64295 Darmstadt

Buchbinderische Verarbeitung: Fikentscher, 64295 Darmstadt

Inhalt

Beschreibung der ätherischen Öle

Inhalt

Beschreibung der Basis-Öle

Basis-Öl	Botanischer Name	
Sesam-Öl	*Sesamum indicum*	200
Soja-Öl	*Glycine Soya*	201
Weizenkeim-Öl	*Triticum vulgare*	202

Einleitung

Ätherische Öle sind durch Wasserdampf-Destillation oder Kaltpressung gewonnene Pflanzenstoffe, vorwiegend Terpene, die mit dem Äther, den Alkoholen und den Aldehyden verwandt sind.

Sie entfalten ihre Wirkung über den Geruchssinn, über Hautkontakte durch Einreibungen, Kompressen oder Bäder und einige von ihnen eignen sich auch zum innerlichen Gebrauch.

Stets sollte man darauf achten, daß diese kleinen Kostbarkeiten

100% naturreine ätherische Öle

sind und auf „natur-identische" oder „synthetische" Duftöle verzichten.

Auf den nachfolgenden Seiten soll die praxisnahe Beschreibung der ätherischen Öle dem interessierten Anwender die Möglichkeit geben, die vielseitige Handhabung und den praktischen und verantwortungsbewußten Umgang mit diesen Substanzen zu erleichtern.

Hinweis

Ätherische Öle verbinden sich nicht mit Wasser. Aus diesem Grunde müssen sie mit einer Substanz, einem *Emulgator*, gemischt werden. Man rührt also zuerst das ätherische Öl in den Emulgator und fügt es dann dem Wasser zu. Als Emulgator können folgende Substanzen verwendet werden: *Honig, Heilerde, Milch, Molke, Sahne, Essig (möglichst Obst- oder Weinessig). Dabei ist zu beachten, daß jeglicher Augen- und Schleimhautkontakt vermieden wird.*

Anwendungsmöglichkeiten für ätherische Öle

Inhalieren

1. Über die Raumluft: In die Duftlampe, auf einen Tupfer oder ein Tuch bzw. auf Seidenblumen einige Tropfen ätherisches Öl träufeln.
2. Mit Wasserdampf: Die Temperatur des Wassers sollte der individuellen Verträglichkeit angepaßt und mit der Tropfenzahl der ätherischen Öle sparsam umgegangen werden.

Bäder

Die Wassertemperatur sollte dem Gesundheitszustand angepaßt werden, das gilt besonders bei Herz-Kreislauf-Erkrankungen, Bluthochdruck, Krampfadern, Venenleiden und sonstige Beschwerden. Notfalls sollte in diesen Fällen auf Bäder verzichtet oder der Rat des Behandlers bzw. des Arztes vorher eingeholt werden.
Die Badedauer ist – nach individueller Verträglichkeit zwischen 5 und 20 Minuten – zu beachten, wobei nicht mehr als 3 Bäder pro Woche genommen werden sollten.

Fußbäder

siehe Bäder

Massagen

Ätherische Öle sollten stets mit Basis-Ölen gemischt und können für Hauteinreibungen und Massagen verwendet werden. Diese beiden Öle verbinden sich gut und sind in dieser Art der Anwendung sehr hautfreundlich. Durch den Hautkontakt entfalten ätherische Öle ihre Wirksamkeit sowohl bei den klassischen Massagen als auch bei speziellen Massagen und vermitteln heilungsfördernde und harmonisierende Impulse. In Zweifelsfällen ist es ratsam, die passende Massage aufgrund vorliegender Gegebenheiten und mit Rücksicht auf die körperliche Verfassung in Absprache mit dem Behandler und seiner therapeutischen Empfehlung zu wählen. Zur hilfreichen Orientierung sind nachfolgend einige der zahlreichen Massageformen erwähnt:

Akupressur

Das alte China überliefert diese traditionelle Behandlung, bei der bestimmte Akupunktur-Punkte gezielt massiert werden, um energetische Blockaden zu lösen und den Energiestrom in eine ausgewogene Gleichmäßigkeit zurückzuführen.
Hinweis: Während der Schwangerschaft sollten die hormonell aktiven Punkte vermieden werden.

Bindegewebs-Massage

Auf diese Technik des ziehenden Streichens hatte Elisabeth Dickke einen bedeutenden Einfluß. Die therapeutischen Erfolge dieser Behandlung beruhen auf Einwirkung bestimmter, festgelegter Haut- und Muskelzonen, die das vegetative Nervensystem positiv beeinflussen, die Durchblutung fördern und organische Störungen lindern oder auch beheben.

Biodynamische Massage

Diese äußerst sanfte Massage nach der norwegischen Begründerin Gerda Boyesen entfaltet ihre Wirkung als eine Art „Körperpsychotherapie" und setzt Impulse in Bezug auf Streßbewältigung, Emotionen und Selbstheilung.

Kranio-sakrale Therapie

Der Begründer der kranio-sakralen Osteopathie machte die erstaunliche Entdeckung, daß der menschliche Schädel sich in einem Rhythmus von 6–12mal pro Minute ausdehnt und zusammenzieht. Eine Behinderung dieser Beweglichkeit führt zu erstaunlichen Bewußtseinsveränderungen, Depressionen, Sehstörungen und dergleichen mehr. Die kranio-sakrale Therapie ermöglicht es, den im Bindegewebe gehemmten Energiefluß zu aktivieren und das psychische und physische Gleichgewicht zu harmonisieren.

Fußreflexzonen-Massage

Über bestimmte Reflexzonen am Fuß können Organe oder Organsysteme in ihrer funktionellen Einheit reflektorisch erfaßt werden. Schmerzhafte, im Gewebe eingelagerte Kristalle werden gelöst, Spannungen gelindert und die Selbstheilungskräfte stimuliert.

Hara-Massage

Die von Brigitte Gillessen entwickelte Hara-(Bauch)Massage wirkt aktivierend und entschlackend auf den Organismus. Sie fördert die Selbstheilungskräfte und stimuliert das vegetative Nervensystem. Hinweis: Diese Behandlung ist nicht geeignet für Schwangere, frisch Operierte und Krebskranke.

Manuelle Lymphdrainage

Diese äußerst sanfte und auch therapeutisch wirksame Therapie ist Dr. Vodder zu verdanken. Mit leichtem Druck, ohne die Durchblutung zu fördern, werden nach einem bestimmten System die Lymphbahnen entstaut und der Lymphfluß aktiviert, was zum Ödem-Abbau sowie zur Steigerung der körpereigenen Abwehrkräfte führt.
Hinweis: Diese Behandlung ist bei übersteigerter Schilddrüsentätigkeit und Krebskranken nicht geeignet, es sei denn, daß die therapeutischen Gründe nach sorgfältiger Betrachtung überwiegen.

Schwedische Massage

Hierbei handelt es sich um die klassische Massage, die weltweit praktiziert wird. Durch Streichungen, Kneten und Klopfen sowie weitere Grifftechniken werden Verspannungen gelöst, die Durchblutung gefördert und eine Lockerung der Muskulatur und des Gewebes erreicht, was zur Verbesserung des Allgemeinzustandes sowie zu gesteigerter Leistungsfähigkeit führt.

Shiatsu-Massage

Diese aus Japan stammende Behandlung ist eine Druckmassage auf bestimmte Punkte, die in Beziehung zu den Organen und den

Energiemeridianen stehen. Nach Auffassung dieser fernöstlichen Lehre werden alle Leiden durch einen Mangel oder Überschuß an Lebensenergie verursacht. Die Shiatsu-Massage verwandelt Überaktivität und Anspannung in wohltuende Ruhe und vermittelt regulierende Impulse auf organische Störungen.

Kompressen

Hierbei handelt es sich um feuchte bis nasse Auflagen, die locker auf eine Haut- oder Muskelpartie gelegt werden. Man bereitet eine Schüssel mit Wasser vor, in die man das mit dem Emulgator gemischte ätherische Öl einrührt und ein Tuch darin tränkt, dieses leicht ausdrückt und auf die zu behandelnde Stelle auflegt. Die Wassertemperatur richtet sich nach der Form der Beschwerde. Bei entzündlichen, akuten Prozessen, bei Prellungen, Zerrungen und Blutergüssen eignen sich kalte Kompressen oder Umschläge. Im Falle von Durchblutungsstörungen, chronischem Rheumatismus, Muskel- und Gelenksteife sowie Koliken bewähren sich meist warme Kompressen oder Umschläge. Bei Gesichts- und Hautbehandlungen sollte eine angenehme, verträgliche Wassertemperatur gewählt werden.

Packungen

Hierbei handelt es sich um Umschläge oder Wickel, bei denen wie oben beschrieben Tücher in einer vorbereiteten Schüssel mit Wasser, in das ein mit einem Emulgator gemischtes ätherisches Öl eingerührt wurde, eingetaucht und ausgedrückt und auf die zu behandelnde Hautpartie „gewickelt" werden. Bei diesen Anwendungen wird der Umschlag oder Wickel aber noch mit einem Handtuch bzw. Wolltuch abgedeckt. Die Wassertemperatur ist auch hier von der Art der Beschwerde abhängig. Bei Wadenwickeln, die vorwiegend bei Fieber angelegt werden, sollte eine kühlere Wassertemperatur gewählt werden, wobei die Wickel mehrmals zu wechseln sind, bis das Fieber gesunken ist. Dagegen wählt man z.B. bei Gallenkoliken (jedoch ohne akute Entzündung!) eine warme Wassertemperatur und legt auf das abdeckende Handtuch noch eine Wärmflasche, bis die entkrampfende Durchblutung zu einer Schmerzlinderung führt. Grundsätzlich sollte man darauf achten, daß eine langsame, allmähliche Abkühlung nach dieser Behandlung erfolgt.

Als wichtiger Hinweis sei hier noch angefügt, daß niemals bei akuten Entzündungen, z.B. bei einer akuten Blinddarm-Entzündung o.ä., ein warmer oder gar heißer Wickel oder Umschlag bzw. Kompresse angewandt werden darf!

Abwaschungen/ Abreibungen

Bei diesen Anwendungen rührt man in eine vorbereitete Schüssel mit Wasser das mit dem Emulgator gemischte ätherische Öl und taucht einen Waschlappen darin ein, den man mehr oder weniger fest ausdrückt und den Körper damit abwäscht bzw. abreibt. Hierbei ist zu beachten, daß stets bei den entferntesten Punkten begonnen wird; also mit dem nassen Waschlappen von den Fingerspitzen zum Oberkörper und zum Herzen hin streichen, dann folgt der Rücken und von den Fußspitzen zum Rumpf hin und um den Bauchnabel im Uhrzeigersinn mit kreisenden Bewegungen abschließen. Man sollte hierbei eine individuell verträgliche, angenehme Wassertemperatur wählen, da jeder Mensch aufgrund seiner eigenen Konstitution unterschiedliche Reizschwellen besitzt.

Diese Anwendungen dienen der Abhärtung sowie der Kräftigung des Allgemeinzustandes und der natürlichen Widerstandsfähigkeit. Aber auch hier sollten maßlose Übertreibungen vermieden werden. Man beachte: kleine Reize fachen an, mittelstarke fördern, starke schädigen das Leben und überstarke heben es auf.

Test

Jeder Mensch verträgt bestimmte Substanzen ganz unterschiedlich. Dies gilt auch für ätherische Öle. Deshalb sollte man vorher einen kleinen Hauttest vornehmen, um evtl. Reizungen oder Irritationen zu vermeiden. Dazu nimmt man 2–3 Eßlöffel eines fetten Basis-Öls, in das man 1 Tropfen des ätherischen Öls mischt und davon etwas am Unterarm verreibt. Sofern Reaktionen auftreten, sollte man auf die Verwendung dieses Öls verzichten.

Erläuterungen für die Freunde der Astrologie

Einteilung

Anhand ihrer Schwingungsfrequenz werden die unterschiedlichen ätherischen Öle sowohl im Hinblick auf die Sternzeichen (Tierkreiszeichen) und Planeten als auch in bezug auf die Elemente und das Dreier-Prinzip – Körper, Geist und Seele – zugeordnet. Die Übergänge können jedoch fließend sein und die nachfolgend beschriebenen Zuordnungen sind nicht absolut bindend. Es steht jedem frei, sich mit dieser Materie näher zu befassen und individuelle Vorschläge zu erarbeiten.

Sternzeichen

Hier werden die charakterlichen Eigenschaften der in den Tierkreiszeichen Geborenen bestimmten ätherischen Ölen mit ähnlichem Wirkungsprinzip zugesprochen. Die folgenden Beispiele sollen die Zugehörigkeit veranschaulichen.

Widder
Impulsiv, reizbar, energisch, besitzt starken Willen und Durchsetzungsvermögen
Duft: Feurig, kräftig, würzig
z.B. Cajeput, Eukalyptus, Ingwer, Kampfer, Koriander

Stier
Materiell, besitzergreifend, praktisch veranlagt, gutmütig, bodenständig
Duft: Schwer, erdig, betörend
z.B. Fenchel, Patchouli, Sandelholz, Vetiver, Ylang-Ylang

Zwilling
Optimistisch, wißbegierig, flexibel, kreativ, teilweise unentschlossen
Duft: Leicht, heiter, frisch, wohltuend
z.B. Bergamotte, Citronella, Grapefruit, Lemongras, Litsea cubeba, Zitrone

Krebs
Häuslich, behütend, emotionell, ehrgeizig, leicht verletzbar
Duft: Sanft, anschmiegsam, einhüllend
z.B. Cassia-Zimt, Geranie, Kamille, Neroli

Löwe
Dominant, ehrgeizig, strebsam, großzügig
Duft: Kräftig, intensiv, feurig
z.B. Cassia-Zimt, Ingwer, Kampfer, Nelke, Neroli, Orange, Thymian

Jungfrau
Kritisch, nüchtern, ängstlich, präzise, besitzt gute Beobachtungs-gabe
Duft: Klar, dezent, rein, unaufdringlich
z.B. Abies, Fichte, Kamille, Lärche, Latschenkiefer, Lavendel, Majoran, Myrrhe, Myrte, Naarde, Petitgrain, Rosenholz, Salbei, Teebaum, Ysop, Zeder

Waage
Diplomatisch, ausgleichend, will es jedem recht machen und wird dadurch mitunter handlungsunfähig
Duft: Ausgewogen, harmonisierend, anpassungsfähig
z.B. Anis, Lavendel, Melisse

Skorpion
Eifersüchtig, mißtrauisch, leidenschaftlich, opferbereit, selbstkritisch
Duft: Geheimnisvoll, leidenschaftlich, unergründlich
z.B. Angelikawurzel, Basilikum, Ylang-Ylang

Schütze
Freiheitsliebend, abenteuerlustig, rastlos, temperamentvoll, tolerant
Duft: Sonnig, warm
z.B. Bay, Cassia-Zimt, Dill, Kardamom

Steinbock
Ausdauernd, zäh, kritisierend, melancholisch
Duft: Holzig, herb, erdig, streng, nüchtern
z.B. Majoran, Wacholder, Weihrauch, Zirbelkiefer, Zypresse

Wassermann
Freiheitsliebend, eigenwillig, revolutionär, selbstlos, idealistisch
Duft: Zwanglos, belebend, eigenwillig
z.B. Eukalyptus, Lemongras, Minze, Verbena

Fische
Träumerisch, mystisch, künstlerisch, unrealistisch, mitfühlend, hilfsbereit
Duft: Anschmiegsam, samtig, weich
z.B. Melisse, Muskatellersalbei, Palmarosa, Rose

Planeten

Im Hinblick auf die symbolischen Charakteristika der Planeten hat man hier die ätherischen Öle nach ähnlichen Gesichtspunkten wie bei den Sternzeichen vorher beschrieben zu-geordnet.

Sonne
Symbol für alles Leben, schöpferische Kraft, Energie
Duft: Kräftig, warm, strahlend, trocken
z.B. Bergamotte, Cassia-Zimt, Ingwer, Muskatnuß, Nelke, Neroli, Orange, Thymian

Mond   Symbol für Seele und Gefühl, Unterbewußtsein, Träume
Duft: Lieblich, anschmiegsam, sanft, gefühlsbetont
z.B. Geranie, Melisse, Neroli

Venus   Symbol für Sinnlichkeit, Kunst, Genuß, Ästhetik, Harmonie
Duft: Geheimnisvoll, aphrodisierend, sinnlich, schwer
z.B. Cananga, Patchouli, Ylang-Ylang

Mars   Symbol für Tatkraft, Kampfgeist, Wille, Aggression, Gewalt
Duft: Intensiv, scharf, stechend
z.B. Basilikum, Cajeput, Eukalyptus, Ingwer, Koriander, Pfeffer, Rosmarin, Thymian, Wacholder

Merkur   Symbol für Verstand, Intellekt, Schrift, Sprache, Kommunikation
Duft: Rein, klar, anpassungsfähig
z.B. Abies, Bergamotte, Citronella, Fichte, Grapefruit, Kamille, Lärche, Latschenkiefer, Lavendel, Limette, Myrrhe, Myrte, Naarde, Oregano, Petitgrain, Rosenholz, Salbei, Teebaum, Ysop, Zeder, Zitrone

Jupiter   Symbol für Weisheit, Ehre, Wohlwollen, Religion, Gesetz, Expansion
Duft: Großzügig, strahlend, optimistisch
z.B. Bay, Dill, Kardamom, Melisse, Rose

Saturn   Symbol für Hindernisse, Einengung, Einsamkeit, Fasten, Meditation.
Duft: Holzig, streng
z.B. Majoran, Wacholder, Weihrauch, Zirbelkiefer, Zypresse

Uranus   Symbol für Umbruch, Veränderung, Verlassen der Norm
Duft: Frisch, spritzig, eigenwillig
z.B. Eukalyptus, Krauseminze, Lemongras

Pluto   Symbol für Macht, Gewalt, Zwang
Duft: scharf, stechend
z.B. Kampfer, Koriander, Pfeffer, Thymian

Neptun   Symbol für Zersetzung, Sucht, Täuschung, Illusion
Duft: Zerfließend, auflösend, euphorisch
z.B. Muskatellersalbei, Palmarosa

Elemente

Die Sternzeichen werden ihrer Zugehörigkeit entsprechend den jeweiligen Elementen zugeordnet.

Feuer

Widder, Löwe, Schütze
Jahreszeit: Sommer
Qualität: Heiß, dynamisch, energetisch, willensstark
Gegensatz zu Wasser

Erde

Stier, Jungfrau, Steinbock
Jahreszeit: Herbst
Qualität: Fest, schwer, unbeweglich, strukturierend, konkret
Gegensatz zu Luft

Luft

Zwilling, Waage, Wassermann
Jahreszeit: Frühling
Qualität: Kalt, trocken, beweglich, abstrakt
Gegensatz zu Erde

Wasser

Krebs, Skorpion, Fische
Jahreszeit: Winter
Qualität: Feucht, weich, empfindsam, langsam, gefühlsbetont, verträumt
Gegensatz zu Feuer

Die Schwingungsebenen

Je nachdem, welche Schwingungsfrequenz die ätherischen Öle haben, wird die körperliche, geistige oder seelische Ebene angesprochen. Die Duftnoten werden in die entsprechenden Kategorien eingeteilt (Kopf-, Herz- oder Basisnote).

Kopfnote

(Geistesebene)

Es sind schnell verflüchtigende ätherische Öle, meist Zitrusdüfte, mit sehr hoher Frequenz, heller Farbe, die Schwingungsrichtung ist nach oben gerichtet. Sie wirken konzentrationsfördernd, aufhellend und erfrischend.

z.B. Blutorange, Bergamotte, Grapefruit, Lemongras, Limette, Mandarine, Orange, Zitrone

Ähnliche Schwingungsfrequenzen hat Eukalyptus, Minze, Rosmarin.

Herznote

(Seelenebene)

Es sind weite, öffnende Schwingungen von Blütendüften, die bei seelischem Kummer und Unausgeglichenheit lösend und harmonisierend wirken; sie sind meist herz- und kreislaufstärkend sowie hautpflegend.

z.B. Geranie, Lavendel, Neroli, Rose, Ylang-Ylang

Ähnliche Schwingungsfrequenzen hat Melisse, Myrte, Petitgrain.

Basisnote
(Körperebene)

Es sind tiefe, zentrierende Schwingungen von Hölzern, Rinden und Harzen mit warmen, schweren Düften, die stabilisierend und tonisierend auf die Psyche wirken. Die meisten dieser ätherischen Öle sind raumluftreinigend und wirken im Lungenbereich.

z.B. Abies, Fichte, Kiefer, Latschenkiefer, Patchouli, Rosenholz, Sandelholz, Vetiver, Weihrauch, Zeder, Zirbelkiefer, Zypresse

Beschreibung der ätherischen Öle

Abies

Botanischer Name	Picea glauca, P. mariana
Botanische Familie	Pinaceae
Vorkommen	Nordamerika, Kanada, Ostasien
Gewinnung	Wasserdampfdestillation der Nadeln und Zweigspitzen der Edeltanne (ca. 80–120 kg Pflanzenmaterial → 1 Liter Öl)
Bestandteile	Camphen, Pinen und Harzsäure

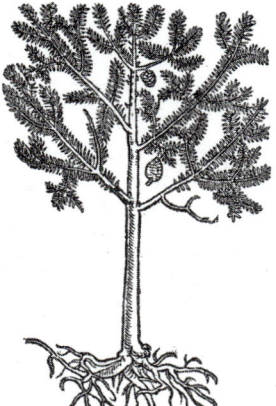

Duftnote

Frisch-würziger Tannenduft

Psyche

Abies-Öl wird bei Unsicherheit, körperlicher und geistiger Erschöpfung, reizbarer Verfassung, Niedergeschlagenheit und psychischer Labilität, begleitet von schlechten Träumen, verwendet. Sein klärender Duft besitzt harmonisierende und tonisierende Eigenschaften und verleiht Mut, Zuversicht und Selbstvertrauen.

Anwendung

Abies-Öl hat einen günstigen, entkrampfenden Einfluß auf die Atmungsorgane sowie auf den Oberbauchbereich. Es wird bei beengter Atmung, bei Magenkrämpfen, Einschnürungsgefühl in der Magengrube, Völlegefühl, Blähungen und Verstopfung eingesetzt; des weiteren bei schwerer Herztätigkeit, schnellem und langsamem Puls, Benommenheit und Schwindel, verursacht durch Verdauungsstörungen, bei Muskelverspannungen im Rücken und in den Gelenken, schmerzhaftem Gefühl im rechten Schulterblatt und im Brustkorb sowie bei rheumatischen Beschwerden.

Raumluft

In die Duftlampe gibt man ca. 3–4 Tropfen Abies-Öl. Es ist sehr raumluftreinigend und deshalb gut für Raucherzimmer geeignet. Sein klarer, frischer Edeltannenduft verbreitet eine aufhellende, harmonische und entspannte Atmosphäre und verleiht Mut und Standhaftigkeit.

Inhalieren

1 Eßlöffel Honig mit 1–3 Tropfen Abies-Öl mischen und in ca. $^1/_4$–$^1/_2$ Liter warmes Wasser einrühren. Bei Infekten wirkt diese Anwendung abwehrsteigernd, schleimlösend und entkrampfend.

Sauna-Aufguß 2–6 Tropfen Abies-Öl in den Schöpfer mit Wasser geben.

Massage 4–5 Eßlöffel eines fetten Basis-Öls (z.B. Jojoba-Öl, Mandel-Öl etc.) mit 1–2 Tropfen Abies-Öl mischen und Rücken, Brust, Arme und Beine einmassieren. Diese Anwendung lindert Verspannungen der Glieder und Muskeln, löst die Verkrampfungen bei beengter Atmung, normalisiert die Herztätigkeit und erweist sich als besänftigend bei Magen-Darm-Verstimmungen.
Bei der Fußreflexzonen-Massage wird die psychische Labilität abgebaut, der Allgemeinzustand gekräftigt und das Selbstvertrauen gestärkt.

Kompresse 1 Eßlöffel Honig mit 1–3 Tropfen Abies-Öl mischen und in $1/4$–$1/2$ Liter Wasser einrühren. Die durchblutungsfördernde Anwendung wird bei Magen-Darm-Verstimmungen sowie bei Muskel- und Gelenkproblemen besonders geschätzt.

Vollbad 2–3 Eßlöffel Honig mit ca. 3–6 Tropfen Abies-Öl mischen und in das eingelassene Badewasser einrühren. Dieses durchblutungsfördernde Bad wirkt entspannend und tonisierend auf Körper und Geist, es stimuliert die positive Einstellung, verleiht Zuversicht und Mut. Bei Fieber nicht baden.

Fußbad 1–2 Eßlöffel Honig mit 1–3 Tropfen Abies-Öl mischen und in das eingelassene Wasser einrühren. Wirkt entspannend und kräftigend auf müde Füße und Beine.

Raumpflege In etwas Flüssigseife oder flüssiges Putzmittel 3–6 Tropfen Abies-Öl mischen und in das Wischwasser einrühren. 2–3 Tropfen Abies-Öl auf den Staubsaugerbeutel träufeln bzw. 3–4 Tropfen in die Möbelpolitur mischen. Hierdurch wird ein angenehm frischer Waldesduft in den Räumen erzeugt, der besonders von Allergiegeplagten und Asthmatikern dankbar registriert wird.

Sternzeichen	Jungfrau
Planet	Merkur
Element	Erde, teils Feuer
Schwingungsebene	Basisnote

Amyris

Botanischer Name   Amyris balsamifera

Botanische Familie   Santalaceae, Leguminosae

Vorkommen   Westindien

Gewinnung   Wasserdampfdestillation des zerkleinerten, westindischen Sandelholzbaumes
(ca. 20–25 kg → 1 Liter zähflüssiges Öl)

Bestandteile   Terpenhaltige Alkohole und verschiedene Fusanole sind die wichtigsten Inhaltsstoffe.

Duftnote

Balsamisch-weicher Duft

Psyche

Amyris-Öl wird bei emotionaler Befangenheit, Egoismus, Aggression, Angst, Depression und Unsicherheit verwendet. Es besitzt die auf geistiger Ebene angesiedelten Eigenschaften wie schöpferische Energie, spirituelle Weitsicht und das Sich-Lösen von psychischen Zwängen und negativen Einflüssen; es vermittelt Entspannung und Harmonie.

Anwendung

Amyris-Öl wird seit alters her wegen seiner entzündungshemmenden und wundheilenden Wirkung geschätzt und bei Hautproblemen, Akne, trockener Haut und Ekzemen verwendet. Es ist schleimlösend bei Problemen der oberen Luftwege, lindert Magen- und Darmverstimmungen, hat einen tonisierenden Einfluß auf das Urogenitalsystem, ist keimtötend, krampflösend, beruhigend und erotisierend.

Raumluft

In die Duftlampe gibt man ca. 3–4 Tropfen Amyris-Öl. Dieser balsamische Duft verbreitet eine harmonische, ausgleichende und inspirierende Atmosphäre.

Massage

4–5 Eßlöffel eines fetten Basis-Öls (z.B. Macadamianuß-Öl, Kamillen-Öl etc.) mit 1–2 Tropfen Amyris-Öl mischen und nach Bedarf die Haut, Rücken, Brust und Bauch einreiben. Diese Anwendung lindert Infekte und Verspannungen, wirkt kräftigend und aufbauend.
Bei der Fußreflexzonen-Massage werden psychische Unsicherheiten abgebaut und die schöpferischen Eigenschaften stimuliert.

Kompresse

1 Eßlöffel Honig mit ca. 3–6 Tropfen Amyris-Öl mischen und in ca. $1/4$–$1/2$ Liter Wasser auflösen. Diese Anwendung ist bei unreiner Haut und Hautproblemen sowie bei Verspannungen zu empfehlen.

Vollbad

2–3 Eßlöffel Honig mit ca. 5–6 Tropfen Amyris-Öl mischen und in das eingelassene Wasser einrühren. Dieses wohltuende Bad ist abwehrsteigernd bei Infekten, lindert Hautprobleme und wirkt tonisierend auf den Allgemeinzustand. Bei Fieber nicht baden.

Fußbad

1–2 Eßlöffel Honig mit ca. 2–3 Tropfen Amyris-Öl mischen und in das eingelassene Wasser einrühren. Es kräftigt und entspannt müde und strapazierte Beine und Füße.

Sternzeichen	Stier
Planet	Venus
Element	Erde, etwas Feuer
Schwingungsebene	Leichte Basisnote

Angelika

Botanischer Name	Angelica archangelica
Botanische Familie	Umbelliferae
Vorkommen	Nordeuropa, Nordasien, Westgrönland, Anbaugebiete in Thüringen, im Harz und Erzgebirge
Gewinnung	Wasserdampfdestillation der frischen, zerkleinerten Angelikawurzeln (260 – 330 kg Wurzeln → 1 Liter Öl)
Bestandteile	Angelicin, Bergapten, zwei Furocumarine, Phellandren-Verbindungen, Terebangelen und weitere Terpene (Limonen) sind die wichtigsten Inhaltsstoffe.

Duftnote Bitter-süßlich aromatischer Duft

Psyche Angelikawurzel-Öl ist bei Schwächezuständen, psychischen Erregungen, angegriffenen Nerven, Unsicherheit und Ängstlichkeit angezeigt. Seine tonisierende Wirkung stärkt die physischen und psychischen Kraftreserven, stabilisiert das seelische Gleichgewicht und verleiht Mut und Selbstvertrauen.

Anwendung Angelikawurzel ist für seine magenfreundliche und tonisierende Wirkung bei geschwächter Konstitution bekannt; Verdauungsstörungen mit Blähungen und Koliken reagieren günstig auf die Behandlung mit diesem Öl. Es besitzt kräftigende und aufbauende Eigenschaften, ist krampflösend, fördert die Blutbildung und wirkt reinigend. Ferner wird es bei Übelkeit (Reisekrankheit), schmerzhafter Menstruation, Wechseljahrbeschwerden, Nervenirritationen, Neuralgien, Muskelrheumatismus und Lähmungen verwendet. Aber auch Erkältungen, Husten einschließlich Raucherhusten, Infekte sowie Blasenentzündungen erfahren Linderung durch seine entzündungshemmenden Eigenschaften.

Raumluft In die Duftlampe gibt man ca. 3 – 4 Tropfen Angelikawurzel-Öl. Sein bitter-weicher Duft verbreitet eine nervenstärkende und entspannende Atmosphäre. Bei Reisekrankheit 1 – 2 Tropfen in die Hand oder auf ein Taschentuch geben und einatmen.

Massage

4–5 Eßlöffel eines fetten Basis-Öls (z.B. Weizenkeim-Öl, Kamillen-Öl etc.) mit 1-2 Tropfen Angelikawurzel-Öl mischen und nach Bedarf Rücken, Brust, Bauch, Arme und Beine damit einreiben. Durch diese Behandlung werden Magen-Darm-Störungen, Koliken, Infekte und Husten, aber auch rheumatische Beschwerden und Krämpfe sowie Lähmungserscheinungen günstig beeinflußt.
Bei der Fußreflexzonen-Massage werden Hektik und Unruhe abgebaut und energetisch-tonisierende Impulse vermittelt.

Kompresse

1 Eßlöffel Honig mit ca. 1–2 Tropfen Angelikawurzel-Öl mischen und in ca. $1/4$–$1/2$ Liter Wasser einrühren. Diese Anwendung wirkt entzündungshemmend bei Hautproblemen sowie entspannend und krampflösend bei Magen-Darm-Störungen sowie Muskel- und Gelenkschmerzen.

Vollbad

2–3 Eßlöffel Honig mit ca. 3–5 Tropfen Angelikawurzel-Öl mischen und in das eingelassene Badewasser einrühren. Insbesondere werden Infekte und streßbedingte Überforderungen mit nervlichen Überreaktionen durch dieses wohltuende und entspannende Bad hilfreich beeinflußt. Bei Fieber nicht baden.

Küche

Angelikawurzeln werden als kandierte Stengel für Konfekt, Marmeladen, Kompott, eingelegte Gurken, für Fisch und Quarkspeisen sowie „Angelika-Wein" verwendet.

Hinweis

Angelikawurzel-Öl nicht unmittelbar vor dem Sonnenbaden (Solarium) verwenden, da es zu Fotosensibilisierung (Lichtflecken auf der Haut) und Irritationen der Haut führen kann.

Sternzeichen	Skorpion
Planet	Mars
Element	Erde, Feuer
Schwingungsebene	Basisnote

Anis, Sternanis

Botanischer Name	Pimpinella anisum, Illicum verum
Botanische Familie	Umbelliferae, Magnoliaceae
Vorkommen	Südeuropa, Mittelmeerregion, Asien
Gewinnung	Wasserdampfdestillation der reifen, getrockneten Samen (40–50 kg → 1 Liter Öl)
Bestandteile	Zu 80–90 % Anethol, in geringen Mengen Aldehyd, Anissäure und Methylchavicol sowie Stärke, Zucker, Cholin, Apfelsäure und Harze

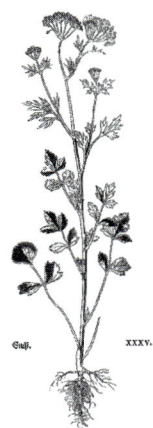

Duftnote

Intensiv süß-würziger Duft

Psyche

Anis-Öl wird bei unbewältigten Angstzuständen, depressiver Verstimmung, hoffnungsloser Einsamkeit und seelischer Disharmonie verwendet. Es stimuliert die optimistische Einstellung, die harmonische Anpassungsfähigkeit und Diplomatie, fördert Toleranz, festigt das innere Gleichgewicht, ist hilfreich und beruhigend bei schweren Träumen und Schlaflosigkeit.

Anwendung

Anis-Öl besitzt einen günstigen Einfluß auf die Atmungsorgane. Bei Schmerz in der linken Brust mit Ausstrahlung zur Schulter, Infekten und Verschleimung der oberen Luftwege, Asthma und Bronchitis wirkt es auswurffördernd und beruhigend. Durch Verdauungsstörungen hervorgerufene Migräne, Schwindelanfälle, Augenflimmern und Herz-Kreislauf-Erregungen lassen sich mit diesem Öl hilfreich beeinflussen. Es wirkt harntreibend bei gestörtem Ausscheidungsvermögen, krampflösend und blähungswidrig bei Störungen im Magen-Darm-Bereich, Koliken, Zahnungsdurchfall bei Kindern und wird bei schmerzhafter Menstruation ebenfalls geschätzt; außerdem regt es den Milchfluß während der Stillzeit an.

Raumluft

In die Duftlampe gibt man ca. 3–4 Tropfen Anis-Öl. Dieser aromatisch-süße Duft löst seelische Spannungen und besänftigt wiederkehrende Ängste, er beschert erholsamen Schlaf, verbreitet Harmonie, Ausgeglichenheit und Toleranz.

Massage

4–5 Eßlöffel eines fetten Basis-Öls (z.B. Kamillen-Öl, Sesam-Öl usw.) mit 1–2 Tropfen Anis-Öl mischen und die Haut, Stirn, Nacken, Rücken, Brust, Ober- und Unterbauch (Solarplexus-Bauchregion im Uhrzeigersinn) damit einreiben. Diese Anwendung lindert Infekte, Verdauungsstörungen, Blähungen, Koliken, Kopfschmerzen und Verspannungen.
Bei der Fußreflexzonen-Massage werden Verspannungen gelöst und die psychische Verfassung stabilisiert.

Küche

Anis-Samen (nicht das Anis-Öl!) eignet sich hervorragend zum Verfeinern von Suppen, Kürbisgerichten, Gemüsen, Gebäck und Likör.

Ungeziefer

Anis-Tee ist für Kinder bei Zahnungsdurchfall sehr hilfreich.
Anis-Öl wird auch gegen Flöhe, Kopf- und Kleiderläuse sowie gegen Milben eingesetzt.

Hinweis

Anis-Öl sollte aufgrund seiner toxischen Wirkung nicht innerlich eingenommen werden, da es wie eine Droge wirken kann; es schädigt das Nervensystem, verlangsamt den Blutkreislauf, führt zu Muskelschwäche und -erstarrung bis hin zur Paralyse, Blutandrang im Gehirn, Benommenheit, Magenreizungen, Nierenstörungen und zu Beschwerdebildern, welche auch Folge des Alkoholmißbrauches sind. Anis-Öl nicht unmittelbar zum Sonnenbaden verwenden, da es zu Fotosensibilisierung (Lichtflecken) auf der Haut kommen kann.

Sternzeichen	Waage
Planet	Venus
Element	Feuer, Wasser
Schwingungsebene	Herznote

Baldrian

Botanischer Name	Valeriana officinalis
Botanische Familie	Valerianaceae
Vorkommen	Europa
Gewinnung	Wasserdampfdestillation der getrockneten Baldrian-Wurzeln (ca. 70 – 100 kg Wurzeln → 1 Liter Öl)
Bestandteile	Baldrianöl und Isovaleriansäure sind die wichtigsten Inhaltsstoffe.

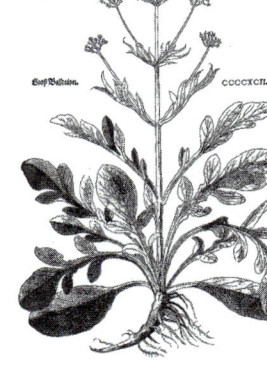

Duftnote

Aromatisch-bitterer Duft

Psyche

Baldrian-Öl ist bei nervösen Stimmungsschwankungen, Streß, Angst, Niedergeschlagenheit, Schlafstörungen, innerer Unruhe, Erstickungsgefühl beim Einschlafen sowie bei Halluzinationen und geistiger Erschöpfung angezeigt. Dieses Öl dämpft die überregten Sinne, es fördert die Schlafbereitschaft, vermittelt ausgleichende Ruhe und Gelassenheit und kräftigt den Allgemeinzustand.

Anwendung

Baldrian-Öl hat sich bei allen nervösen Hautleiden und Irritationen der Haut bewährt. Es bietet seine Hilfe an bei nervösen Kopfschmerzen, Migräne, spastischem Asthma, Einschnürungsgefühl im Rachen, nervösen Herzbeschwerden, Herzklopfen, nervösen Magen- und Darmstörungen, Hunger mit Übelkeit, Sodbrennen, ranzigem Aufstoßen, Erbrechen der Kinder von großen Klumpen geronnener Milch nach dem Stillen, Fieber, Durchfall, rheumatischen Gliederschmerzen, nervösem Zucken, Schmerzen in den Fersen, Spasmen der Muskulatur, einhergehend mit großer Erschöpfung. Außerdem wird es bei Lähmungen nach akuten Infektionskrankheiten (schwerem Typhus und schwerer Diphtherie) empfohlen.

Raumluft

In die Duftlampe gibt man ca. 3 – 4 Tropfen Baldrian-Öl. Sein aromatisch-bitterer Duft baut Streß- und Angstsituationen ab, besänftigt das überreagierende Nervensystem und fördert die Schlafbereitschaft.

Massage

4 – 5 Eßlöffel eines fetten Basis-Öls (z.B. Johanniskraut-Öl, Kamillen-Öl, Jojoba-Öl usw.) mit 1 – 2 Tropfen Baldrian-Öl mischen und

bei Bedarf Stirn, Nacken, hinter den Ohren, Schultern, Brust, Rücken, Bauch (Solarplexus-Bauchregion im Uhrzeigersinn) sowie Muskeln und Gelenke damit einreiben. Diese entspannende und ausgleichende Massage lindert Streßsituationen, Hautirritationen, nervöse Kopfschmerzen, Herz-, Magen-Darm-Störungen sowie Ischias-, Gelenk- und Muskelbeschwerden.

Bei der Fußreflexzonen-Massage werden Nervosität und Hektik abgebaut und Ausgeglichenheit sowie harmonische Entspannung erzielt.

Kompresse

1 Eßlöffel Honig mit ca. 1–2 Tropfen Baldrian-Öl mischen und in ca. $\frac{1}{4}$ Liter Wasser einrühren. Diese Anwendung besänftigt nervöse Hautprobleme, Herzklopfen und Herzbeschwerden sowie Magen- und Darmverstimmungen.

Vollbad

2–3 Eßlöffel Honig mit ca. 4–6 Tropfen Baldrian-Öl mischen und in das eingelassene Badewasser einrühren. Dieses entspannende Bad lindert nervöse Haut, Muskel- und Gelenkprobleme sowie Frauenleiden, es schenkt ausgleichende Ruhe und erholsamen Schlaf. Bei Fieber nicht baden.

Hinweis

In sehr schwachen Dosen ist Baldrian-Öl aufbauend und aktivierend und beugt Erschöpfungszuständen vor. In höheren Dosen wirkt es beruhigend und schlaffördernd sowie krampflösend. In hohen Dosen können Lähmungserscheinungen auftreten! Vorsicht! Man sollte Baldrian-Öl sparsam und nicht über längere Zeit verwenden, da sonst u.U. ein Abhängigkeitsbedürfnis entstehen kann.

Sternzeichen	Jungfrau
Planet	Merkur
Element	Erde
Schwingungsebene	Basisnote

Basilikum

Botanischer Name	Ocinum basilicum
Botanische Familie	Labiatae
Vorkommen	Europa, Asien, Amerika, Afrika
Gewinnung	Wasserdampfdestillation der blühenden Spitzen des Basilikumkrauts (600 – 1000 kg Kraut → 1 Liter Öl)
Bestandteile	Kampfer, Cineol, Estragol (oder Methylchavicol) Eugenol, Linalool und Pinen sind die wichtigsten Inhaltsstoffe.

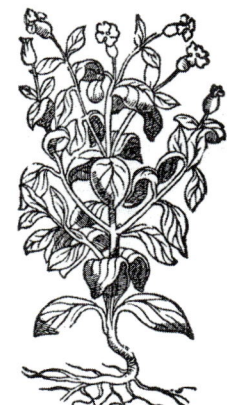

Duftnote

Kräftig würziger Duft

Psyche

Basilikum-Öl findet Einsatz bei seelischen Verstimmungen, Melancholie und Niedergeschlagenheit, begleitet von geistiger Erschöpfung, Schlaflosigkeit und psychischer Blockade. Dieses Öl besitzt einen Bezug zur geistigen Ebene; Gedächtnis, Intelligenz, geistige Flexibilität und Diplomatie werden günstig beeinflußt. Es ist nervenstärkend, sorgt für Ausgeglichenheit, Harmonie und gesunden Schlaf.

Anwendung

Basilikum-Öl ist bei Beschwerden der oberen Luftwege, Stockschnupfen, Stirn- und Nasennebenhöhlenbeschwerden, Lungenleiden, Husten, Bronchitis, Keuchhusten sowie bei Blähungen, Magen- und Darmkrämpfen, anhaltendem Erbrechen, Schluckauf und unregelmäßigem Stuhlgang angezeigt. Es ist gehirn-, herz- und nervenstärkend, uterusreinigend, geburtsfördernd und milchbildend. Weiterhin findet es Anwendung bei Schleimhautkatarrhen, insbesondere bei chronischer Blasenentzündung und Beschwerden des Urogenitaltraktes sowie bei Impotenz und Wechseljahrproblemen. Auch bei Abzessen und Furunkeln hat sich seine entzündungshemmende und desinfizierende Wirkung bewährt. Darüber hinaus ist es nervenaufbauend bei Lähmungen. Bei Insektenstichen ist es juckreizstillend und insektenabweisend.

Raumluft

In die Duftlampe gibt man ca. 3–4 Tropfen Basilikum-Öl. Sein Duft wirkt entspannend in Streßsituationen, fördert die geistigen Fähigkeiten, ist aufbauend, beruhigend und abwehrsteigernd.

Inhalieren

1 Eßlöffel Honig mit 1–2 Tropfen Basilikum-Öl mischen und in ca. $^1/_4$–$^1/_2$ Liter warmes Wasser einrühren. Wirkt schleimlösend und desinfizierend bei Infekten der oberen Luftwege und Bronchitis.

Massage

4–5 Eßlöffel eines fetten Basis-Öls (z.B. Johanniskraut-Öl, Kamillen-Öl etc.) mit 1–2 Tropfen Basilikum-Öl mischen und nach Bedarf Nasenwurzel, Stirn, Halswirbelsäule, Brust, Rücken und Bauch (Solarplexus-Bauchregion im Uhrzeigersinn) nach Bedarf einreiben. Eine solche Behandlung ist lindernd bei Infekten, Magen-Darm-Störungen, Lähmungserscheinungen und Insektenstichen sowie ausgleichend bei hormoneller Unausgewogenheit, bei Impotenz und Wechseljahrsyndrom bzw. nach Totaloperationen.
Bei der Fußreflexzonen-Massage werden Streßsituationen ausgeglichen und das Nervensystem gekräftigt

Kompresse

1 Eßlöffel Honig mit 1–2 Tropfen Basilikum-Öl mischen und in ca. $^1/_4$–$^1/_2$ Liter Wasser einrühren. Es ist wundheilend und schmerzlindernd, entzündungshemmend und beruhigend bei Magen-Darm-Problemen, Nervosität, Wechseljahrbeschwerden sowie Abzessen und Furunkeln.

Mundhygiene

In ein Glas mit lauwarmem Wasser 1–2 Tropfen Basilikum-Öl träufeln und damit gurgeln bzw. den Mund ausspülen. Es wirkt desodorierend bei Mundgeruch und schlechtem Atem und ist schleimlösend und desinfizierend bei Infekten.

Vollbad

2–3 Eßlöffel Honig mit ca. 4–6 Tropfen Basilikum-Öl mischen und in das eingelassene Badewasser einrühren. Dieses Bad wirkt entspannend und entzündungshemmend bei Infekten sowie nervenstärkend und ausgleichend bei Streßfaktoren. Bei Fieber nicht baden.

Küche

Basilikum-Öl eignet sich hervorragend zum Verfeinern von Suppen, Gemüse-, Fleisch- und Fischgerichten, Salaten und Rohkost sowie Marinaden. Sparsam verwenden! 1 Tropfen mit etwas Speiseöl mischen und damit abschmecken.

Tierpflege

Den Schlafplatz und das Körbchen des Haustieres mit ca. $^1/_2$ Liter Wasser und 1 Eßlöffel Essig mit 5–10 Tropfen Basilikum-Öl gut verschüttelt zur Desinfizierung auswaschen und mit dem Zerstäuber besprühen.

Hinweis   Basilikum-Öl nicht bei Schwangeren und nicht bei Epileptikern anwenden.

Sternzeichen	Skorpion
Planet	Mars
Element	Feuer, Erde
Schwingungsebene	Leichte Basisnote

Bay

Botanischer Name   Pimenta acris

Botanische Familie   Myrtaceae

Vorkommen   Asien, St. Thomas, Jungferninseln

Gewinnung   Wasserdampfdestillation aus den Blättern und Früchten des Baybaums (100 kg Blätter und Früchte → 1 Liter Öl)

Bestandteile   Zu 60–70% Phenole (Chavicol, Eugenol, Methyleugenol), Myrcen, Phellandren und etwas Citral

Duftnote

Warm-würziger, nelkenähnlicher Duft

Psyche

Bay-Öl wird bei nervöser Erschöpfung, Überforderung und reduzierten Körperkräften verwendet. Es wirkt aufbauend und tonisierend auf die darniederliegenden psychischen und körperlichen Funktionen, stimuliert das geschwächte Kraftpotential, stimmt hoffnungsvoll und optimistisch und vermittelt Harmonie und Ausgeglichenheit.

Anwendung

Bay-Öl wird gern in Kosmetika aufgrund seiner tonisierenden und hautregenerierenden Wirkung verwendet. Es wird bei der strapazierten, müden und behandlungsbedürftigen Haut eingesetzt, ebenso bei Akne, Hautunreinheiten und Haarwachstumsstörungen. Die antiseptische Wirkung findet auch Anwendung bei grippalen Infekten, Rachen- und Bronchialbeschwerden und Störungen im Verdauungsbereich. Durch seine tonisierenden Eigenschaften wird es ebenso als Stärkungsmittel mit Erfolg verwendet.

Raumluft

In die Duftlampe gibt man 3–4 Tropfen Bay-Öl. Sein sanft-herber Duft wirkt desinfizierend, tonisierend und besänftigend und vermittelt Ausgeglichenheit und Harmonie.

Massage

4–5 Eßlöffel eines fetten Basis-Öls (z.B. Macadamianuß-Öl, Sesam-Öl usw.) mit 1–2 Tropfen Bay-Öl mischen und die Haut, bei Bedarf Gesicht, Brust und Rücken damit einreiben. Diese Behandlung findet bei Hautunreinheiten, bei müder und welker Haut Anklang, sie wirkt aufbauend und kräftigend auf müdes und gestreßtes Gewebe und ist entzündungshemmend, auch bei grippalen Infekten.

Bei der Fußreflexzonen-Massage werden Schwächezustände reduziert und das Nervensystem sowie der Allgemeinzustand tonisiert.

Haarpflege

In etwas Shampoo 2–3 Tropfen Bay-Öl mischen und die Haare
damit waschen. Vor dem Nachspülen etwas einwirken lassen. Diese
Behandlung sollte über einen gewissen Zeitraum bei spröden, glanz-
losen und brüchigen Haaren sowie bei Haarausfall und Haarwachstumsstörungen durchgeführt werden.

Vollbad

2–3 Eßlöffel Honig mit 3–6 Tropfen Bay-Öl mischen und in das
eingelaufene Badewasser einrühren. Dieses entspannende und wohltuende Bad lindert Hautprobleme, ist abwehrsteigernd bei Infekten
und stärkt das gestreßte Nervensystem. Bei Fieber nicht baden.

Sternzeichen	Schütze
Planet	Jupiter
Element	Erde, Feuer
Schwingungsebene	Basisnote

Beifuß

Botanischer Name	Artemisia vulgaris
Botanische Familie	Compositae
Vorkommen	Europa, Nordasien, Amerika
Gewinnung	Wasserdampfdestillation des frischen Beifußkrautes (ca. 500 kg Kraut → 1 Liter Öl)
Bestandteile	Inulin, Gerbstoff, Harz, Cineol, Paraffin, Aldehyde sind die wichtigsten Inhaltsstoffe.

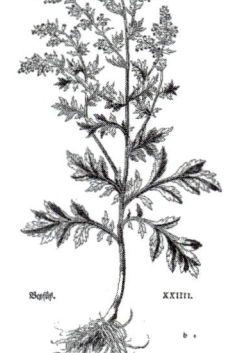

Duftnote

Aromatisch-weicher Duft

Psyche

Beifuß-Öl ist bei nervlichen Überreizungen, spastischen Zuckungen, nach Schrecken und heftigen Erregungen, bei Schlafunterbrechungen, bei nächtlicher Arbeit, an die man sich am nächsten Morgen nicht mehr erinnert, bei Schwindel und Gedächtnisschwäche angezeigt. Es besänftigt das erregte Nervensystem, verbreitet friedfertige Ruhe und Harmonie.

Anwendung

Beifuß-Öl wird bei Hautproblemen, zur besseren Durchblutung der Haut sowie der Beine und Füße verwendet. Es ist krampflösend bei Kopf-, Gelenk- und Gliederschmerzen, bei Menstruationsbeschwerden und wird vorwiegend bei gestörter bzw. ausbleibender Menstruation sowie bei Epilepsie verwendet. Ferner ist es verdauungsfördernd, blähungswidrig und magenstärkend, besänftigt Sodbrennen, Leber-, Galle-, Magen- und Darmstörungen und besitzt einen günstigen Einfluß auf den Blutzuckerspiegel. Seine blutbildende Eigenschaft wird bei Anämie und geschwächtem Allgemeinzustand geschätzt.

Raumluft

In die Duftlampe gibt man ca. 3–4 Tropfen Beifuß-Öl. Dieser milde, aromatische Duft wirkt krampflösend und entspannend, er fördert die Konzentration und verbreitet Harmonie.

Massage

4–5 Eßlöffel eines fetten Basis-Öls (z.B. Johanniskraut-Öl, Macadamianuß-Öl, Seam-Öl usw.) mit 1–2 Tropfen Beifuß-Öl mischen und die Haut, Schläfen, Nacken, Ober- und Unterbauch sowie Muskeln und Gelenke nach Bedarf damit einreiben. Diese Behandlung löst Verkrampfungen und ist bei Kopf-, Gelenk- und Gliederschmerzen, Magen- und Darmverstimmungen und Menstruationsbeschwerden angezeigt.

Bei der Fußreflexzonen-Massage werden nervliche Überreaktionen abgebaut und das Allgemeinbefinden tonisiert.

Kompresse

1 Eßlöffel Honig mit 1–2 Tropfen Beifuß-Öl mischen und in ca. $^1/_4$–$^1/_2$ Liter Wasser einrühren. Diese Anwendung unterstützt die Durchblutung bei müder und welker Haut, ist krampflösend bei Spasmen und Verspannungen.

Vollbad

2–3 Eßlöffel Honig mit ca. 4–6 Tropfen Beifuß-Öl. mischen und in das eingelassene Badewasser einrühren. Dieses entspannende Bad sorgt für eine verbesserte Durchblutung der Haut, besänftigt die übersteigerten Sinne und wirkt kräftigend auf den Allgemeinzustand. Bei Fieber nicht baden.

Fußbad

1 Eßlöffel Honig mit ca. 1–3 Tropfen Beifuß-Öl mischen und in das eingelassene Wasser einrühren. Für strapazierte, müde Beine und Füße ist dieses durchblutungsfördernde Bad eine Wohltat.

Küche

Beifuß eignet sich besonders gut zum Würzen fetter Speisen, wie z.B. Gans oder Ente. Man sollte hier aber auf das Kraut zurückgreifen, um eine mögliche Überdosierung zu vermeiden.

Hinweis

Beifuß-Öl sollte nicht während der Schwangerschaft verwendet werden.

Sternzeichen	Skorpion
Planet	Mars
Element	Erde
Schwingungsebene	Basisnote

Bergamotte

Botanischer Name	Citrus aurantium bergamia
Botanische Familie	Rutacae
Vorkommen	Italien, Südeuropa, Afrika
Gewinnung	Kaltpressung der frischen, grünen Bergamottfruchtschale (200 kg Schalen → 1 Liter Öl)
Bestandteile	Bis zu ca. 50 % Linalylacetat, Bergamotin, d-Limonen und Linalool sind die wichtigsten Inhaltsstoffe.

Duftnote

Lieblich feiner Zitrusduft

Psyche

Bergamott-Öl wird bei psychischer Labilität, Zaghaftigkeit, nervöser Angst und Hilflosigkeit verwendet. Dieses Öl vermittelt Heiterkeit, Zuversicht und Selbstvertrauen. Seine antidepressive, ausgleichende und harmonisierende Wirkung stärkt das geistige Kräftepotential, verleiht Mut und Selbstvertrauen und fördert Entschlußkraft, Konzentration und Unternehmungsgeist.

Anwendung

Bergamott-Öl besitzt hautpflegende und desodorierende Eigenschaften und hat deshalb in einer Reihe von Kosmetika seinen festen Platz. Seine hautstraffende und regenerierende Wirkung wird bei der müden, strapazierten, behandlungsbedürftigen Haut verwendet. Ferner bei Cellulite, Schwangerschaftsstreifen und Krampfadern. Bei Fieber, grippalen Infekten, Appetitlosigkeit, Magenbeschwerden, Darmverstimmungen und Parasitenbefall leistet es gute Dienste.

Raumluft

In die Duftlampe gibt man ca. 3–4 Tropfen Bergamott-Öl. Dieser lieblich-fruchtige Duft verbreitet eine antidepressive, aufhellende Atmosphäre. Er gleicht Gefühlsschwankungen aus und wirkt streßabbauend sowie harmonisierend.

Bedampfungs-gerät

Bergamott-Öl eignet sich gut für die apparative Behandlung. Es belebt die müde Haut, wirkt hautstraffend und erfrischend.

Massage

4–5 Eßlöffel eines fetten Basis-Öls (z.B. Avocado-Öl, Jojoba-Öl etc.) mit 1–2 Tropfen Bergamott-Öl mischen und die Haut damit

einreiben. Diese Behandlung wirkt hautregenerierend und hautstraffend, auch bei Cellulite, bei müder und gestreßter Haut und bei Faltenbildung; sie ist aufbauend, erfrischend und ausgleichend.
Bei der Fußreflexzonen-Massage werden disharmonische, seelische Krisen abgemildert und ein zielstrebiger Optimismus geweckt.

Kompresse

1 Eßlöffel Honig mit 1–2 Tropfen Bergamott-Öl mischen und in $^1/_4$–$^1/_2$ Liter Wasser einrühren. Bei müder, welker und gestreßter Haut wird eine angenehme, regenerierende Wirkung erreicht.

Mundhygiene

1–2 Tropfen Bergamott-Öl in 1 Glas Wasser träufeln, damit gurgeln und den Mund spülen. Wirkt desodorierend bei Mundgeruch und entzündungshemmend bei Zahnfleischproblemen.

Vollbad

2–3 Eßlöffel Honig mit 2–4 Tropfen Bergamott-Öl mischen und in das eingelaufene Badewasser einrühren. In psychischen Krisen wirkt es aufmunternd und antidepressiv, tonisierend und abwehrsteigernd bei Infekten, es regeneriert und entspannt Körper und Seele. Bei Fieber nicht baden.

Küche

Bergamott-Öl eignet sich vorzüglich zum Verfeinern von Erfrischungsgetränken, Tee, Obstsaft, Limonade oder Desserts wie Obstsalat, Kompott oder Quarkspeisen. Es wird zum Aromatisieren des Earl Grey Tea verwendet. Sparsam dosieren! 1 Eßlöffel Honig mit 1–2 Tropfen Bergamott-Öl mischen und damit abschmecken.

Raumpflege

In etwas Flüssigseife oder flüssiges Putzmittel 2–3 Tropfen Bergamott-Öl mischen und in das Wischwasser einrühren. Es verbreitet einen angenehmen, aufheiternden, frischen Duft.

Hinweis

Bergamott-Öl nicht zum Sonnenbaden verwenden, da es zu Fotosensibilisierung (Lichtflecken auf der Haut) kommen kann. Bei sensibler Haut können allergische Reaktionen auftreten. Es empfiehlt sich, das Öl in einer verdünnten Zubereitung vorher zu testen.

Sternzeichen	Zwilling
Planet	Merkur, Sonne
Element	Luft, etwas Feuer
Schwingungsebene	Kopfnote

Blutorange

Botanischer Name	Citrus senensis mori
Botanische Familie	Rutaceae
Vorkommen	Europa, Afrika, Asien, Amerika
Gewinnung	Kaltpressung der Blutorangenschalen (80–100 kg Schalen → 1 Liter Öl)
Bestandteile	Limonen, Aldehyde, Cetral, Citronellol, Geraniol, Linalool, Anthralinsäure, n-Nonylalkohol und Terpineol

Duftnote

Fein-frischer Zitrusduft

Psyche

Blutorangen-Öl wird bei psychischer Schwäche, labiler Stimmung, Weinerlichkeit und Gemütsschwankungen verwendet. Es stimmt heiter und zuversichtlich, stärkt den Mut und das Selbstvertrauen, neutralisiert Streß und Nervosität, weckt den Optimismus und bringt Freude und Harmonie in den Alltag.

Anwendung

Blutorangen-Öl besitzt hautvitalisierende und entschlackende Eigenschaften. Es fördert eine sanfte Durchblutung, dient der Hautstraffung und -regeneration. Deshalb wird es bevorzugt bei der müden, strapazierten und behandlungsbedürftigen Haut sowie bei Cellulite eingesetzt. Es unstützt Herz und Kreislauf, wirkt magenstärkend, verdauungsfördernd und entspannend und es baut den Allgemeinzustand auf.

Raumluft

In die Duftlampe gibt man ca. 4–5 Tropfen Blutorangen-Öl. Sein lieblich-frischer Duft verbreitet eine heitere, fröhliche und ausgeglichene Atmosphäre, sorgt für den willkommenen Abstand zum Tagesgeschehen und ist auch als Einschlafhilfe geeignet.

Bedampfungs-gerät

Blutorangen-Öl eignet sich gut zur Hautbehandlung in der apparativen Anwendung. Es fördert eine sanfte Durchblutung, wirkt hautstraffend und vitalisierend.

Massage

4–5 Eßlöffel eines fetten Basis-Öls (z.B. Jojoba-Öl, Mandel-Öl, Ringelblumen-Öl etc.) mit 1–2 Tropfen Blutorangen-Öl mischen und in die Haut einmassieren. Diese Anwendung ist belebend und

hautstraffend bei der anspruchsvollen und müden Haut, bei Faltenbildung und Cellulite.
Bei der Fußreflexzonen-Massage unterstützen ausgleichende Impulse das psychische Gleichgewicht.

Kompresse

1 Eßlöffel Honig mit 1–2 Tropfen Blutorangen-Öl mischen und in
ca. $^{1}/_{4}$–$^{1}/_{2}$ Liter Wasser auflösen. Die entschlackende und entspannende Wirkung ist bei gestreßter Haut zu empfehlen, sie ist haut-
glättend und erfrischend.

Mundhygiene

1–2 Tropfen Blutorangen-Öl mit $^{1}/_{2}$ Teelöffel Obstessig gemischt in
1 Glas lauwarmes Wasser träufeln, damit gurgeln und den Mund
spülen. Die desodorierende Wirkung sorgt für frischen Atem und
beugt Mundgeruch und Zahnfleischproblemen vor.

Vollbad

2–3 Eßlöffel Honig mit ca. 3–6 Tropfen Blutorangen-Öl mischen
und in das eingelassene Badewasser einrühren. Dieses erholsame
Bad sorgt für Entspannung, Ausgeglichenheit und Wohlbefinden.
Bei Fieber nicht baden.

Küche

Blutorangen-Öl eignet sich vorzüglich zum Verfeinern von Erfrischungsgetränken, Tee, Fruchtsäften, Limonaden, Likör, Desserts,
Obstsalat, Quarkspeisen, Kompott, Obstauflauf, Cremes, Torten,
Gebäck und Soßen. Sparsam verwenden! 1 Eßlöffel Honig mit
1–2 Tropfen Blutorangen-Öl mischen und damit abschmecken.

Hinweis

Blutorangen-Öl nicht zum Sonnenbaden (Solarium) verwenden, da
es zu Fotosensibilisierung (Lichtflecken auf der Haut) kommen
kann.

Sternzeichen	Löwe
Planet	Sonne
Element	Luft, etwas Feuer
Schwingungsebene	Kopfnote

Cajeput

Botanischer Name	Melaleuka leucadendron
Botanische Familie	Myrtaceae
Vorkommen	Malaysien, Molukken, Hinterindien, Java
Gewinnung	Wasserdampfdestillation der frischen Zweigspitzen und Blätter des immergrünen Cajeputstrauches. (110–130 kg Pflanzenmaterial → 1 Liter Öl)
Bestandteile	Cineol, Aldehyde der Benzoesäure, Buttersäure, Valeriansäure, Pinen und Terpineol sind die wichtigsten Inhaltsstoffe.

Duftnote

Kräftig-aromatischer Duft

Psyche

Cajeput-Öl ist bei labiler, ängstlicher und unsicherer psychischer Verfassung angezeigt. Es stärkt Entschlußkraft und Selbstvertrauen, trägt zur Lösung und Überwindung von Problemen bei und zeigt realisierbare Zukunftsperspektiven auf.

Anwendung

Cajeput-Öl besitzt entzündungshemmende Eigenschaften, die bei Hautproblemen wie Akne, Hautunreinheiten, trockener und geröteter Haut, bei Ekzemen und Kopfschuppen hilfreich sind. Es stärkt das Immunsystem, wirkt entzündungshemmend bei allen grippalen Infekten, bei Bronchitis, Schnupfen, Stirn- und Nebenhöhlenentzündungen, Racheninfekten, Ohren- und Zahnschmerzen sowie bei Magen-Darm-Störungen und Beschwerden des Urogenitalsystems. Auch Nerven-, Muskel-und Gelenkschmerzen, rheumatische Entzündungen, Verbrennungen und Insektenstiche sprechen gut auf dieses Öl an.

Raumluft

In die Duftlampe gibt man ca. 3–4 Tropfen Cajeput-Öl. Dieser kräftig-aromatische Duft wirkt desinfizierend bei Infekten, tonisierend bei Erschöpfung und Arbeitsunlust und stimulierend auf das geistige und körperliche Allgemeinbefinden.

Inhalieren

1 Eßlöffel Honig mit 1–3 Tropfen Cajeput-Öl mischen und in $^1/_4$–$^1/_2$ Liter warmes Wasser einrühren. Der warme Dampf ist entzündungshemmend und schleimlösend bei grippalen Infekten, Schnupfen, Halsentzündungen und Bronchitis. Man sollte mit

geschlossenen Augen inhalieren, um eine Irritation der Augen zu vermeiden.

Massage

4–5 Eßlöffel eines fetten Basis-Öls (z.B. Macadamianuß-Öl, Johanniskraut-Öl, Avocado-Öl usw.) mit 1–2 Tropfen Cajeput-Öl mischen und damit die Haut, je nach Bedarf Stirn, Brust, Rücken, Muskeln oder Gelenke, einreiben. Diese Behandlung wirkt desinfizierend bei Hautproblemen, schleimlösend bei grippalen Infekten und schmerzlindernd bei Verspannungen und Gelenkschmerzen.

Bei der Fußreflexzonen-Massage werden Unsicherheiten reduziert, die körpereigene Abwehr stabilisiert und die psychische Belastbarkeit verbessert

Kompresse

1 Eßlöffel Honig mit 2–3 Tropfen Cajeput-Öl mischen und in ca. $^1/_4$–$^1/_2$ Liter Wasser auflösen. Diese Anwendung wirkt entzündungshemmend bei Hautschäden und schmerzlindernd bei Muskel- und Gelenkproblemen.

Insektenstich

Den juckenden Insektenstich mit Cajeput-Öl betupfen.

Verbrennung

Die verbrannte Hautstelle wiederholt mit Cajeput-Öl betupfen bis Schmerz und Hautrötung nachlassen.

Haarpflege

In etwas Shampoo 2–3 Tropfen Cajeput-Öl geben und den Kopf damit waschen, vor dem Nachspülen etwas einwirken lassen. Eine kurmäßige Anwendung ist bei Schuppen und Kopfhautproblemen zu empfehlen.

Mundhygiene

In ca. $^1/_2$–1 Glas Wasser 1–2 Tropfen Cajeput-Öl träufeln und den Mund spülen und gurgeln. Die desinfizierende und entzündungshemmende Wirkung schätzt man bei Halsschmerzen, Bronchitis und Infekten sowie bei Zahnfleischproblemen und Druckstellen der Zahnprothese oder -spange.

Vollbad

2–3 Eßlöffel Honig mit ca. 4–6 Tropfen Cajeput-Öl mischen und in das eingelassene Badewasser einrühren. Dieses entspannende Bad zeigt hautregenerierende und tonisierende Eigenschaften bei der Schuppenflechte und anderen Hautproblemen. Es ist entzündungshemmend bei Infekten, Blasenkatarrh und rheumatischen Beschwerden. Bei Fieber nicht baden.

Fußbad

1–2 Eßlöffel Honig mit 1–3 Tropfen Cajeput-Öl mischen und in das eingelassene Wasser einrühren. Strapazierte und müde Füße und

Beine erfahren eine entspannende, entzündungshemmende sowie desodorierende Wirkung.

Haushalt

Zur Raumdesinfizierung auf $1/4$ Liter Wasser ca. 10–15 Tropfen Cajeput-Öl mit 1 Teelöffel Obst- oder Weinessig gemischt hinzufügen, gut verschütteln und mit dem Zerstäuber das Zimmer aussprühen.

Tierpflege

Bei Ungezieferbefall den Schlafplatz des Tieres mit 10–20 Tropfen Cajeput-Öl und 1 Teelöffel Essig in $1/4$–$1/2$ Liter Wasser verschüttelt auswaschen und mit dem Zerstäuber aussprühen. Beim Baden 4–5 Tropfen Cajeput-Öl in das Shampoo mischen und das Tier damit einschäumen; zum täglichen Schutz die obige Mischung in das Fell einreiben.

Sternzeichen	Widder
Planet	Mars
Element	Luft, Feuer
Schwingungsebene	Kopfnote

Cananga

Botanischer Name	Cananga odorata
Botanische Familie	Magnoliaceae, Anonaceae
Vorkommen	Luzon, Java
Gewinnung	Wasserdampfdestillation der frischen Blüten des Canangabaumes (50–70 kg Blüten → 1 Liter Öl)
Bestandteile	Freies und verestertes Linalol, Safrol, Eugenol, Geraniol, Pinen, Sequiterpene, Cardinen, Benzyl-Benzoat, Ameisensäure, Benzoesäure, Essigsäure, Salicylsäure und Baldriansäure sind die bekanntesten Inhaltsstoffe.

Duftnote

Süß-herber, blumiger Duft

Psyche

Cananga-Öl wird bei unverarbeiteten Enttäuschungen, Aggressionen, stillem Unmut und depressiver Verstimmung sowie Schlaflosigkeit eingesetzt. Es neutralisiert die verletzten Gefühle, legt sanft den Schleier über die unbewältigte Vergangenheit, hebt das Selbstwertgefühl und läßt mit seinem harmonisierenden Einfluß auf die Psyche den Blick zu neuen Horizonten schweifen. Dieses Öl hat einen Bezug zur Hypophyse, stimuliert und aphrodisiert das schlummernde Gefühlsleben und verbreitet Harmonie und Zärtlichkeit.

Anwendung

Cananga-Öl ist eine indisch-malaysische Gattung der Anonaceen. Es besitzt hautregenerierende und entspannende Eigenschaften und wird deshalb bevorzugt für kosmetische Behandlungen der reifen, strapazierten, trockenen und angegriffenen Haut eingesetzt. Die heilenden Eigenschaften werden auch bei Herzrasen- und klopfen, Bluthochdruck sowie Hyperventilation erwähnt. Dieses Öl leistet gute Dienste bei hormonell bedingten Störungen des Allgemeinzustandes, nach Unterleibseingriffen sowie bei Menstruations- und Wechseljahrproblemen. Es stellt eine wertvolle Hilfe dar zur Harmonisierung der partnerschaftlichen Bindung und zur Bereicherung des gemeinsamen Lebensweges.

Raumluft

In die Duftlampe gibt man ca. 2–3 Tropfen Cananga-Öl. Dieser blumig-herbe Duft läßt depressive Angstgefühle verschwinden, er wirkt ausgleichend, entspannend und harmonisierend auf das überreizte Nervensystem und verbreitet eine aphrodisierende Atmosphäre.

Massage   4–5 Eßlöffel eines fetten Basis-Öls (z.B. Weizenkeim-Öl, Jojoba-Öl usw.) mit 1–2 Tropfen Cananga-Öl mischen und die Haut damit einreiben. Diese entspannende Massage vitalisiert und regeneriert die müde Haut, besänftigt die übersteigerten Nerven, lindert hormonelle Probleme nach Unterleibsoperationen und bei Wechseljahrbeschwerden und stimuliert das Gefühlsleben.
Bei der Fußreflexzonen-Massage werden Verstimmungen und Aggressionen besänftigt und Sanftmut und Harmonie geweckt.

Vollbad   2–3 Eßlöffel Honig mit 3–5 Tropfen Cananga-Öl mischen und in das eingelassene Badewasser einrühren. Dieses erholsame Bad entspannt die irritierte Psyche, nimmt Angstgefühle und Depressionen, vertieft die partnerschaftliche Beziehung und verhilft zu erholsamem Schlaf. Bei Fieber nicht baden.

Hinweis   Cananga-Öl ist nicht für Kinder geeignet.

Nicht innerlich einnehmen!

Sternzeichen	Stier, Skorpion
Planet	Venus
Element	Wasser, etwas Erde
Schwingungsebene	Herznote

Cassia-Zimt

Botanischer Name	Cinnamomum cassia
Botanische Familie	Lauraceae
Vorkommen	Ceylon, China, Seychellen, Mauritius
Gewinnung	Wasserdampfdestillation der Blätter und Rinde (150–200 kg Rinde bzw. 60–80 kg Blätter → 1 Liter Öl)
Bestandteile	Zimtaldehyd, Caryophyllen, Cymen, Eugenol, Linalool, Methylamylketon, Phellandren, Pinen und vieles mehr

Duftnote

Würzig-warmer Zimtduft

Psyche

Cassia-Öl ist bei psychischer Erstarrung und innerer Kälte angezeigt. Seelische Blockaden durch unbewältigte Vergangenheitskonflikte und illusionslose Einsamkeit gehören dazu. Dieses Öl durchflutet mit seinem weichen, wohligen Duft Körper und Geist, stärkt das Nervensystem und baut Mut und Selbstsicherheit auf. Es vermittelt innere Geborgenheit, Wärme und Wohlbefinden, löst die frostigen Strukturen auf, fördert Kreativität und Phantasie und regt zum Träumen an.

Anwendung

Cassia-Öl hat mit seiner tonisierenden Wirkung Einfluß auf die Blutbildung und ist zugleich blutstillend bei Nasenbluten und sonstigem Blutverlust. Es stärkt die Magen- und Darmfunktion, ist blähungswidrig, verdauungsfördernd und leistet gute Dienste bei Durchfall und Darmkrämpfen. Bei grippalen Infekten verbessert es die Atmung und ist herz- und kreislaufstärkend. Es besitzt säfteregulierende und durchblutungsfördernde Eigenschaften und wirkt entkrampfend bei Menstruationsbeschwerden und bei ausbleibender Menstruation. Seine wärmende und erotisierende Wirkung wird bei Impotenz und Gefühlskälte geschätzt. Die antiseptische Wirkung dieses Öls findet u.a. Anwendung bei Insektenstichen, Schlangenbissen, Krätze und Läusebefall.

Raumluft

In die Duftlampe gibt man ca. 3–4 Tropfen Cassia-Öl. Sein warmwürziger Duft verbreitet eine behagliche, wohlige Atmosphäre, er stimuliert die Phantasie und regt zum Träumen an.

4–6 Eßlöffel eines fetten Basis-Öls (z.B. Weizenkeim-Öl, Avocado-Öl, Aloe-vera-Öl usw.) mit 1–2 Tropfen Cassia-Öl mischen und die Haut, bei Bedarf Muskeln und Gelenke damit einreiben. Diese Anwendung ist stark durchblutungsfördernd und erwärmend bei Magen- und Darmstörungen, Kreislaufproblemen, Menstruationsbeschwerden und Muskelverspannungen sowie bei Gefühlskälte und Impotenz. Bei empfindlicher Haut ist Vorsicht angesagt, da u.U. Irritationen auftreten können.

Bei der Fußreflexzonen-Massage werden die seelischen Blockaden gelöst und der Mut zu Kreativität und das Selbstvertrauen gefördert.

Kompresse

1 Eßlöffel Honig mit 1–2 Tropfen Cassia-Öl mischen und in ca. $^1/_2$ Liter Wasser einrühren. Diese durchblutungsfördernde Anwendung ist schmerzlindernd bei Krämpfen, Magen-Darm-Problemen und Menstruationsbeschwerden.

Küche

Zimt eignet sich hervorragend zum Verfeinern von warmen Getränken wie Glühwein oder Tee, von Desserts, Kompott, Rumtopf, Plätzchen und Kuchen, Reisgerichten und exotischen Fleisch- und Gemüse-Speisen, Kuchen und Gebäck. Cassia-Öl ist sehr hoch zu verdünnen, 1 Tropfen mit Honig verrühren und damit abschmecken. Es ist zu empfehlen, auf Zimtrinde oder Zimtpulver zurückzugreifen.

Hinweis

Cassia-Zimt-Öl niemals pur anwenden! Es kann aufgrund seiner stark antiseptischen und durchblutungsfördernden Eigenschaft heftige Irritationen der Haut hervorrufen. Deshalb sollte es stets nur in hohen Verdünnungen mit einem fetten Basis-Öl und sehr behutsam eingesetzt werden. Ein kleiner Hauttest ist deshalb vorher zu empfehlen.

Sternzeichen	Krebs
Planet	Mond
Element	Feuer, Erde
Schwingungsebene	Schwere Herznote

Citronella

Botanischer Name	Cymbopogon nardus
Botanische Familie	Gramineae
Vorkommen	Java, Ceylon, Seychellen, Neuguinea, Guayana
Gewinnung	Wasserdampfdestillation des Citronellgrases (100 kg Blätter → 1 Liter Öl)
Bestandteile	Citronellol, Geraniol, Citral, Methyl-Eugenol, Terpene

Duftnote

Kräftiger, herb-säuerlicher Duft

Psyche

Citronella-Öl wird bei Mattigkeit, Erschöpfungszuständen, Gedankenlosigkeit und seelischer Erstarrung verwendet. Es fördert die Konzentration, belebt und erfrischt den Geisteszustand, regt die Kreativität und den Unternehmungsgeist an und läßt gelöste Energie in die apathisch gewordene Sinneswelt einfließen.

Anwendung

Citronella-Öl findet in vielen Kosmetika großen Anklang, da es eine tonisierende und belebende Wirkung auf die müde und gestreßte Haut besitzt. Aufgrund seiner desodorierenden, schweißhemmenden und leicht antiseptischen Eigenschaft wird es auch gerne zur Körper- und Fußpflege eingesetzt. Dieses Öl findet auch Verwendung bei grippalen Infekten, bei Fieber und Schnupfen, ferner ist es krampflösend bei Migräne, Nervenschmerzen, Muskelverspannungen, und es besitzt eine reizlindernde Wirkung bei Insektenstichen.

Raumluft

In die Duftlampe gibt man ca. 3–4 Tropfen Citronella-Öl. Es wirkt stark raumluftreinigend und desodorierend. Sein frisch-säuerlicher Duft vertreibt die schlechte Stimmung, verbreitet eine gelöste, heitere Atmosphäre und fördert die Konzentration und den Arbeitseifer.

Inhalieren

1 Eßlöffel Honig mit ca. 2–3 Tropfen Citronella-Öl mischen und in ca. $1/4$–$1/2$ Liter warmes Wasser einrühren. Die entkrampfende und leicht desinfizierende Wirkung zeigt Linderung bei Infekten und ist belebend und aufmunternd.

Citronella

Massage

4–5 Eßlöffel eines fetten Basis-Öls (z.B. Arnika-Öl, Ringelblumen-Öl etc.) mit 1-2 Tropfen Citronella-Öl mischen und Schläfen, Nakken, Ellenbeugen, Muskeln, Gelenke und Haut damit einreiben. Diese Behandlung ist hautvitalisierend bei müder und gestreßter sowie unreiner Haut, krampflösend, schmerzstillend und belebend bei Verspannungen, Gliederschmerzen, Migräne und Infekten.
Bei der Fußreflexzonen-Massage werden Schwächezustände gelindert und Impulse für Aktivität und Konzentration vermittelt.

Kompresse

1 Eßlöffel Honig mit ca. 1–2 Tropfen Citronella-Öl mischen und in ca. $^1/_4$–$^1/_2$ Liter Wasser einrühren. Wirkt kühlend und hautstraffend, schmerzlindernd und belebend bei unreiner, fetter und strapazierter Haut, bei Verspannungen und Muskelschmerzen.

Insektenstiche

Wiederholt die Stelle mit Citronella-Öl betupfen, um eine rasche reizlindernde Wirkung zu erreichen. Bei sensibler Haut ist es ratsam, die Citronella-Öl-Mischung wie zur Massage zu verwenden.

Vollbad

2–3 Eßlöffel Honig mit ca. 3–5 Tropfen Citronella-Öl mischen und in das eingelassene Badewasser einrühren. Dieses Bad wirkt aktivierend, belebend und erfrischend bei körperlicher Müdigkeit, Gliederschmerzen und Infekten. Bei Fieber nicht baden.

Fußbad

1–2 Eßlöffel Honig mit ca. 2–3 Tropfen Citronella-Öl mischen und in das eingelassene Wasser einrühren. Es hat eine desodorierende und belebende Wirkung auf müde, strapazierte Füße und Beine.

Raumpflege

In etwas Flüssigseife oder flüssiges Putzmittel 2–3 Tropfen Citronella-Öl einrühren und in das eingelassene Wasser einrühren. 1–2 Tropfen auf den Staubsaugerbeutel träufeln bzw. 2–3 Tropfen in die Möbelpolitur geben. Die raumluftreinigende Wirkung sorgt für Frische und angenehmen Duft.

Hinweis

Citronella-Öl nicht zum direkten Sonnenbad verwenden, da es zu Fotosensibilisierung (Lichtflecken auf der Haut) oder bei sensibler Haut zu Irritationen führen kann.

Sternzeichen	Zwilling
Planet	Merkur
Element	Luft
Schwingungsebene	Kopfnote

Copaiba-Balsam

Botanischer Name Copaifera reticulata

Botanische Familie Leguminosae, Mimosoideae

Vorkommen Mittel- und Südamerika

Gewinnung Wasserdampfdestillation des Copaiba-Harzes
(ca. 25–30 kg Harz → 1 Liter Öl)

Bestandteile α- und β-Caryophyllen, Cadinen, Copaen

Duftnote

Feinwürziger, balsamischer Duft

Psyche

Copaiba-Balsam-Öl wird bei reduziertem Allgemeinzustand, gereizter Stimmungslage, Rastlosigkeit, nervöser Überempfindlichkeit und Durchschlafproblemen verwendet. Es tonisiert das strapazierte Nervensystem, festigt den labilen Gemütszustand, verleiht Energie und Stärke und stimmt gelassen und fröhlich.

Anwendung

Copaiba-Balsam-Öl wird bei empfindlicher, gereizter und irritierter Haut verwendet. Hautrötungen, juckende Ekzeme und andere Hautprobleme lassen sich mit diesem Öl günstig beeinflussen. Es besitzt entzündungshemmende Eigenschaften mit besonderem Bezug auf die Schleimhäute, wie z.B. trockene, verstopfte Nase, Stirn-, Nebenhöhlen- und Racheninfekte, Bronchitis mit Verschleimung und Auswurf, Trockenheit und Brennen im Hals, ferner Blähungen und Verdauungsprobleme mit schwieriger und schmerzhafter Darmentleerung sowie Entzündungen im Urogenitalbereich. Aber auch Hinterkopf- und Stirnkopfschmerz, vorwiegend rechtsseitig, gehören dazu.

Raumluft

In die Duftlampe gibt man ca. 3–4 Tropfen Copaiba-Balsam-Öl. Dieser dezente, aromatische Duft verbreitet eine entspannte und heitere Atmosphäre, er ist kräftigend und vitalisierend.

Inhalieren

1 Eßlöffel Honig mit ca. 1–3 Tropfen Copaiba-Balsam-Öl mischen und in ca. $^1/_4$–$^1/_2$ Liter warmes Wasser einrühren. Die schleimlösende und desinfizierende Wirkung ist bei Infekten der oberen Luftwege, bei Nasen- und Nebenhöhlenbeschwerden, Halsentzündungen und Bronchitis angezeigt.

Massage

4–5 Eßlöffel eines fetten Basis-Öls (wie z.B. Kamillen-Öl, Schwarz-kümmel-Öl usw.) mit ca. 1–3 Tropfen Copaiba-Balsam-Öl mischen und die Haut, Stirn, Nase, Brust, Rücken und Bauch (Solarplexus-Bauchregion im Uhrzeigersinn) damit einreiben. Diese Anwendung lindert Hautprobleme, Infekte, Kopfschmerzen, Nasen- und Neben-höhlenbeschwerden, Krämpfe und Verspannungen.
Bei der Fußreflexzonen-Massage wird die labile Stimmungslage reduziert und die energetischen Kräfte und die körpereigene Abwehr tonisiert.

Kompresse

1 Eßlöffel Honig mit ca. 1–4 Tropfen Copaiba-Öl mischen und in ca. $1/4$–$1/2$ Liter Wasser einrühren. Die reizlindernde und entzün-dungshemmende Wirkung ist bei Hautirritationen und Hautschäden angezeigt und wirkt entspannend und krampflösend bei Kopf-schmerzen und Spasmen im Magen-Darm-Bereich.

Mundhygiene

In ein Glas lauwarmes Wasser 1–2 Tropfen Copaiba-Balsam-Öl mit $1/2$ Teelöffel Obstessig gemischt träufeln und den Mund spülen und gurgeln. Bei Rachenentzündungen, Zahnfleischproblemen, Druck-stellen der Zahnprothese oder -spange ist diese Anwendung desinfi-zierend und wundheilend.

Vollbad

2–3 Eßlöffel Honig mit ca. 4–6 Tropfen Copaiba-Balsam-Öl mischen und in das eingelaufene Badewasser einrühren. Dieses erholsame Bad ist aufbauend und kräftigend für den Allgemein-zustand, hautreizlindernd und entspannend. Bei Fieber nicht baden.

Sternzeichen	Jungfrau
Planet	Merkur
Element	Luft, etwas Wasser
Schwingungsebene	Basisnote

Dill

Botanischer Name	Anethum graveolens
Botanische Familie	Umbelliferae
Vorkommen	Europa
Gewinnung	Wasserdampfdestillation des Dillkrauts bzw. -samens (330 kg Kraut bzw. 50 kg Samen → 1 Liter Öl)
Bestandteile	L-Cavon, α-Pinen, Dipenten

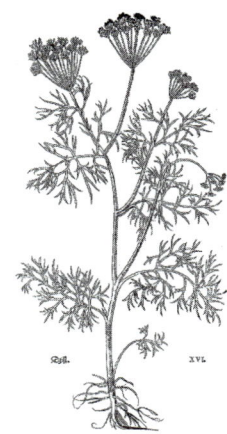

Duftnote

Kräftig-würziger Duft

Psyche

Dill-Öl wird bei überreizten Nerven, launenhaftem und ruhelosem Verhalten sowie bei sinnlichen Übererregungen verwendet. Es dämpft die psychischen Überreaktionen, stärkt das Nervensystem, sorgt für Entspannung und Ausgeglichenheit und verleiht Ruhe und Harmonie.

Anwendung

Dill-Öl tonisiert das geschwächte Verdauungssystem. Es wirkt entkrampfend, blähungswidrig, appetitanregend und verdauungsfördernd bei Oberbauchbeschwerden, beruhigt den überreizten Magen bei Schluckauf und Erbrechen, auch in der Schwangerschaft, und begünstigt die Milchbildung beim Stillen. Außerdem hat es schleimlösende und entzündungshemmende Eigenschaften bei Bronchitis und grippalen Infekten und ist leicht harntreibend.

Raumluft

In die Duftlampe gibt man 1 Tropfen Dill-Öl. Der würzig-warme Duft verbreitet eine gelöste, entspannte sowie beruhigende und harmonisierende Atmosphäre.

Inhalieren

1 Eßlöffel Honig mit 1 Tropfen Dill-Öl mischen und in ca. $1/4$–$1/2$ Liter warmes Wasser einrühren. Die schleimlösende Wirkung ist bei Infekten der oberen Luftwege, Schnupfen, Husten und Verschleimung angezeigt.

Massage

4–5 Eßlöffel eines fetten Basis-Öls (z.B. Kamillen-Öl, Johanniskraut-Öl usw.) mit 1–2 Tropfen Dill-Öl mischen und Brust, Rücken

Dill

und Bauch (Solarplexus-Bauchregion im Uhrzeigersinn) damit einreiben. Die wohltuende Massage ist schleimlösend bei Infekten sowie krampflösend und beruhigend bei Magen- und Darmbeschwerden.
Bei der Fußreflexzonen-Massage werden die überreizten Sinne gedämpft, Verkrampfungen gelöst und die Widerstandskraft stimuliert.

Kompresse

1 Eßlöffel Honig mit 1–2 Tropfen Dill-Öl mischen und in ca. $^1/_4$–$^1/_2$ Liter Wasser einrühren. Bei Koliken und Verkrampfungen im Verdauungsbereich bringt diese Anwendung Entspannung und Linderung.

Küche

Dill-Öl eignet sich vorzüglich zum Verfeinern von Salaten, Soßen, Gemüsen, Fisch- und Fleischgerichten. Sehr sparsam verwenden! 1 Tropfen Dill-Öl mit etwas Speiseöl mischen und damit abschmecken.

Sternzeichen	Schütze
Planet	Jupiter
Element	Luft, Feuer
Schwingungsebene	Kopfnote und Herznote

Elemi

Botanischer Name	Canarium luzonicum
Botanische Familie	Burseraceae und Rutaceae
Vorkommen	Philippinen, Australien, Indien, Afrika, Süd- und Mittelamerika
Gewinnung	Wasserdampfdestillation des Fettharzes, das aus der Baumrinde austritt (4 kg Harz → 1 Liter Öl)
Bestandteile	Zu 60–70% aus einer Harzsubstanz, die aus Alkoholen und Triterpensäuren besteht sowie Phellandren, Dipenten, Limonen und Pinen

Duftnote

Aromatisch, balsamisch-scharfer Duft

Psyche

Elemi-Öl ist bei Nervosität, Hektik und Streß angezeigt. Es besänftigt das ruhelose Gemüt, läßt die rastlose Umwelt vergessen und lädt zur Meditation ein.

Anwendung

Elemi-Öl besitzt hautfreundliche Eigenschaften, die bei Wunden, Geschwüren und Eiterungen sehr hilfreich sind. Aber auch bei Knochenbrüchen sowie deren Nachbehandlung hat sich dieses Öl vorzüglich bewährt.

Raumluft

In die Duftlampe gibt man ca. 3–4 Tropfen Elemi-Öl. Dieser balsamisch-aromatische Duft verbannt die hektischen Einflüsse und ebnet den Weg zu innerer Einkehr und Meditation.

Massage

3–4 Eßlöffel eines fetten Basis-Öls mit 3–5 Tropfen Elemi-Öl mischen und damit die Gelenke einreiben. Diese entspannende Massage kräftigt das Bindegewebe, lindert Muskel- und Gelenkbeschwerden und hat sich speziell bei Knochenbrüchen und deren Nachbehandlung erfolgreich bewährt.

Kompresse

1 Eßlöffel Honig mit 3–5 Tropfen Elemi-Öl mischen und in ca. $^1/_4$–$^1/_2$ Liter Wasser einrühren. Diese entzündungshemmende Behandlung ist bei Abszessen, Geschwüren und Wunden zu empfehlen, aber auch bei Knochen- und Gelenkschäden leistet es wertvolle Unterstützung, um den Genesungsprozeß zu beschleunigen.

**Salben-
umschläge**

In 50 ml neutrale Salbengrundlage ca. 20 Tropfen Elemi-Öl mischen und damit vorsichtig die Wunden bestreichen, bzw. auf Knochenbrüche oder Knochenverletzungen auftragen und einen Verband darüber anlegen. Diese Behandlung läßt sich auch gut nach Entfernung des Gipsverbandes anwenden.

Vollbad

2–3 Eßlöffel Honig mit 5–10 Tropfen Elemi-Öl mischen und in das eingelassene Badewasser einrühren. Dieses erholsame Bad besänftigt die überreizten Nerven, es ist streßabbauend und vermittelt harmonische Zufriedenheit. Bei Hautschäden, Wunden und Knochenverletzungen fördert es den Heilungsvorgang.

Sternzeichen	Jungfrau
Planet	Merkur
Element	Luft, etwas Wasser
Schwingungsebene	Basisnote

Eukalyptus

Botanischer Name	Eucalyptus globulus
Botanische Familie	Myrtaceae
Vorkommen	Australien, Mittelmeerregion
Gewinnung	Wasserdampfdestillation der Blätter (50 kg Blätter → 1 Liter Öl)
Bestandteile	70–80% Cineol oder Eucalyptol, Aldehyde, Ketone, Sesquiterpenalkohole, Terpene und vieles mehr

Duftnote

Frisch-intensiver Duft

Psyche

Eukalyptus-Öl wird bei ausgeprägter geistiger und körperlicher Schwäche eingesetzt. Antriebsarmut und Erschöpfungszustände, verbunden mit der Unfähigkeit zu Konzentration und geistiger Tätigkeit, wie z.B. Studium, Lernen und Schreibtischarbeit, gehören dazu. Dieses Öl verhilft zu klarer und konzentrierter Denkweise zurück. Es fördert die Arbeitslust sowie die geistige und körperliche Beweglichkeit und vermittelt Heiterkeit und Harmonie.

Anwendung

Eukalyptus-Öl wirkt stark antiseptisch und wird in Kosmetika bei unreiner, schuppiger Haut, Akne, Hautproblemen und Kopfschuppen verwendet. Seine entzündungshemmenden Eigenschaften haben einen besonderen Bezug zu allen Schleimhautproblemen wie Schnupfen, Stirn- und Nebenhöhlenentzündungen, Hals- und Racheninfekten, Husten und Bronchitis, Magen- und Darmstörungen mit Blähungen und Durchfall sowie zu Darmparasiten und Harnwegsentzündungen. Es ist schleim- und krampflösend, schweißtreibend und desodorierend, ferner blutstillend und fiebersenkend (rückfallartige Zustände). Außerdem findet es Anwendung bei Drüsenvergrößerungen, bei rheumatischen Erscheinungen, knotigen Anschwellungen über den Handgelenken sowie bei Kopfschmerzen und Neuralgien.

Raumluft

In die Duftlampe gibt man ca. 3–4 Tropfen Eukalyptus-Öl. Es wirkt stark raumluftreinigend und desinfizierend. Dieser frisch-aromatische Duft lindert Infekte, er steigert die Konzentration und den Arbeitseifer und stimmt fröhlich und heiter.

Inhalieren

1 Eßlöffel Honig mit ca. 1–3 Tropfen Eukalypus-Öl mischen und in ca. $^1/_4$–$^1/_2$ Liter warmes Wasser einrühren. Die desinfizierende Wirkung bringt Linderung bei Infekten. Sie ist abwehrsteigernd, entspannend schleimlösend und verbessert die Atmung.

Sauna-Aufguß

In den Schöpfer mit Wasser ca. 2–6 Tropfen Eukalyptus-Öl geben.

Massage

4–5 Eßlöffel eines fetten Basis-Öls (z.B. Mandel-Öl, Macadamia-nuß-Öl usw.) mit 1–2 Tropfen Eukalyptus- Öl mischen und Stirn, Nacken, Brust, Rücken, Bauch, Muskeln und Gelenke sowie weitere Hautbezirke nach Bedarf damit einreiben. Diese Behandlung stärkt die Abwehrkräfte bei Infekten, sie ist tonisierend und entkrampfend bei Muskel- und Gliederschmerzen.
Bei der Fußreflexzonen-Massage werden die Erschöpfungsphasen überwunden, die Kraftreserven aktiviert und die geistigen Fähigkeiten angeregt.

Kompresse

1 Eßlöffel Honig mit 1–2 Tropfen Eukalyptus-Öl mischen und in ca. $^1/_4$–$^1/_2$ Liter Wasser einrühren. Diese Anwendung trägt zur Linderung von Hautproblemen, Infekten und Entzündungen bei und sie ist ent-krampfend und beruhigend bei Magen- und Darmstörungen sowie Gelenkbeschwerden und Neuralgien.

Innerlich

1 Eßlöffel Honig mit 1 Tropfen Eukalyptus-Öl mischen und in 1 Tasse warmes Wasser einrühren. Es ist schleimlösend und ab-wehrsteigernd bei Infekten, krampflösend und blähungswidrig bei Verdauungsbeschwerden.

Haarpflege

In etwas Shampoo 2–3 Tropfen Eukalyptus-Öl geben und die Haare damit waschen. Vor dem Nachspülen etwas einwirken lassen. Diese Behandlung bringt Linderung bei Kopfhautproblemen, Schuppen und stumpfen Haaren.

Vollbad

2–3 Eßlöffel Honig mit ca. 3–6 Tropfen Eukalyptus-Öl mischen und in das eingelassene Badewasser einrühren. Dieses entspannende Bad lindert Verkrampfungen, es ist abwehrsteigernd und tonisierend bei Infekten und körperlicher Mattigkeit. Bei Fieber nicht baden.

Sternzeichen	Widder, Wassermann
Planet	Mars, Uranus
Element	Luft, Feuer
Schwingungsebene	Kopfnote

Fenchel

Botanischer Name	Foeniculum vulgare
Botanische Familie	Umbelliferae
Vorkommen	Südeuropa, Mittelmeerregion, Amerika, Asien
Gewinnung	Wasserdampfdestillation der Fenchelsamen (50 kg Samen → 1 Liter Öl)
Bestandteile	Bis zu 60% Anethol, Anisaldehyd, Camphen, d-Fenchon, Dipenten, Estragol, Fenon, Phellandren und Pinen

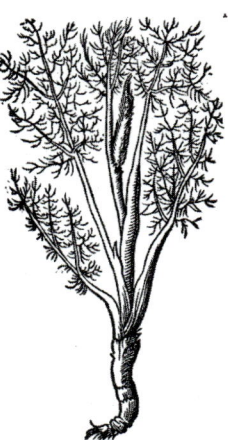

Duftnote

Lieblich-süßer, anisähnlicher Duft

Psyche

Fenchel-Öl wird bei psychischer Labilität, Weinerlichkeit und ängstlichem Verhalten verwendet. Es stabilisiert das vegetative Nervensystem, verleiht Mut und Zuversicht, vermittelt Wärme und Geborgenheit und verstärkt das Gefühl der Fürsorge für andere.

Anwendung

Fenchel-Öl ist hautstraffend und regenerierend, reguliert den Feuchtigkeitshaushalt und findet Anwendung bei müder und gestreßter Haut. Seine krampf- und schleimlösenden Eigenschaften haben sich bei grippalen Infekten, bei Bronchitis und Keuchhusten sowie bei Magen- und Darmstörungen mit Blähungen, Übelkeit, Brechreiz, Schluckauf, Verstopfung bzw. Durchfall bewährt. Ferner wird es zur Verbesserung des Stoffwechsels, zur Ausleitung bei Gicht, Fettleibigkeit, rheumatischen Beschwerden und Nierensteinen eingesetzt. Bei Augenschwäche wird es zur Verbesserung der Sehkraft verwendet. Es hat einen günstigen Einfluß auf Mentruations- und Wechseljahrbeschwerden, regt den Milchfluß während der Stillzeit an, reguliert den Hormonhaushalt und beugt somit dem Knochenabbau vor.

Raumluft

In die Duftlampe gibt man 1–3 Tropfen Fenchel-Öl. Dieser lieblich-aromatische Duft vermittelt ein Gefühl der Geborgenheit, er stimmt ausgleichend und harmonisierend auf das vegetative Nervensystem und sorgt für Erleichterung bei Infekten und Erkältungen.

Inhalieren

1 Eßlöffel Honig mit 1–2 Tropfen Fenchel-Öl mischen und in ca. $^1/_4$–$^1/_2$ Liter warmes Wasser einrühren. Infekte der oberen Luftwege, Schnupfen, Halsschmerzen und Bronchitis mit Verschleimung werden durch diese desinfizierende Anwendung gelindert.

Massage

4–5 Eßlöffel eines fetten Massage-Öls (z.B. Kamillen-Öl, Johanniskraut-Öl usw.) mit 1–2 Tropfen Fenchel-Öl mischen und nach Bedarf Stirn, Rücken, Kreuz, Brust, Bauch, Muskeln und Gelenke damit einreiben. Diese Behandlung lindert Koliken und Spasmen im Magen-Darm-Bereich, sorgt für Erleichterung bei Infekten und Erkältungen und hat sich bestens bewährt bei Muskel- und Gelenkproblemen. Es ist ein ausgesprochenes Muskeltonikum, das Sportlern und sporttreibenden Menschen große Unterstützung gewährt. Bei der Fußreflexzonen-Massage werden Spannungszustände gelöst sowie Ausgeglichenheit und Harmonie erzeugt.

Kompresse

1 Eßlöffel Honig mit 1–3 Tropfen Fenchel-Öl mischen und in ca. $^1/_4$–$^1/_2$ Liter Wasser einrühren. Diese hilfreiche Anwendung hat sich bei Bronchitis, Magen- und Darmbeschwerden, Geschwüren, Muskel- und Gelenkproblemen, Infekten sowie bei Augenleiden bewährt.

Mundhygiene

In 1 Glas lauwarmes Wasser mit $^1/_2$ Teelöffel Obstessig gemischt 1–2 Tropfen Fenchel-Öl träufeln und den Mund spülen und gurgeln. Infekte und Rachenentzündungen werden durch die desinfizierende, schleimlösende und desodorierende Anwendung gelindert.

Küche

Fenchel-Öl eignet sich gut zum Verfeinern von Gemüsen, Soßen, Plätzchen und Gebäck sowie zur Herstellung von Likör und als Teezubereitung. Sehr sparsam dosieren! 1 Eßlöffel Honig mit 1 Tropfen Fenchel-Öl mischen und damit abschmecken.

Hinweis

Fenchel-Öl sehr sparsam dosieren! In hohen Dosen kann dieses Öl Krämpfe auslösen und bei Tieren Angstzustände hervorrufen. Kinder unter 6 Jahren sollten Fenchel-Öl nicht innerlich einnehmen, da es u.a. den Wirkstoff Melanthen enthält, der für sie giftig sein könnte. Größeren Kindern und Erwachsenen schadet dieser Stoff jedoch nicht.

Sternzeichen	Stier
Planet	Venus
Element	Erde, Feuer
Schwingungsebene	Schwere Herznote

Geranium

Botanischer Name Perlagonium graveolens, P. odorantissimum, P. capitatum, P. roseum, P. fragrans

Botanische Familie Geraniaceae

Vorkommen Réunion, Ägypten, Madagaskar, Guinea, Algerien

Gewinnung Wasserdampfdestillation der frischen Blätter und Grünteile (500 kg Pflanzenmaterial → 1 Liter Öl)

Bestandteile Alkohol (bis zu 80% Geraniol, Borneol, Citronellol, Linalool, Terpineol), Ester, Ketone, Phenole (Eugenol) und Terpene (Phellandren, Pinen)

Duftnote Rosen-citrusartiger Duft

Psyche Geranium-Öl wird bei körperlicher und geistiger Schwäche, bei Angstzuständen, depressiven Verstimmungen, Zaghaftigkeit und labilem Gemütszustand eingesetzt. Es erzeugt eine entspannte und harmonische Stimmung, unterstützt die psychischen Kraftreserven, festigt Ausdauer und Standhaftigkeit und verbessert die Atmosphäre bei Verhandlungen, Geschäftsterminen, Vorstellungsgesprächen etc.

Anwendung Geranium-Öl findet Anwendung in Kosmetika bei trockener, müder, strapazierter und behandlungsbedürftiger Haut; bei Akne, Hautunreinheiten, Ekzemen, Flechten, Wunden, Geschwüren, Narben, Schuppenflechte, Gürtelrose sowie bei einer Reihe von Hautproblemen. Der hautstraffende Einfluß wird bei Faltenbildung und Cellulite genutzt. Dieses Öl besitzt einen blutstillenden Effekt bei Nasen-, Hämorrhoiden- und Unterleibsblutungen. Des weiteren ist es schmerzlindernd und entkrampfend und wird bei Nierensteinleiden, bei Magen- und Darmentzündungen sowie Magengeschwüren, bei Verbrennungen, rheumatischen Beschwerden, bei Muskelschmerzen und Neuralgien eingesetzt.

Raumluft In die Duftlampe gibt man ca. 3–4 Tropfen Geranium-Öl. Dieser lieblich-rosige Duft verbreitet eine entspannte und harmonische Atmosphäre, er wirkt tonisierend auf die geistigen Fähigkeiten und verhilft zu klugem, taktisch vorteilhaftem Verhandlungsgeschick. Außerdem hält er Insekten fern.

Massage

4–5 Eßlöffel eines fetten Basis-Öls (z.B. Jojoba-Öl, Macadamianuß-Öl etc.) mit 1–2 Tropfen Geranium-Öl mischen und die Haut, bei Bedarf Bauch, Rücken, Muskeln und Gelenke damit einreiben. Diese Behandlung lindert Hautprobleme, Muskel- und Gelenkschmerzen, löst Verkrampfungen und hält lästige Insekten fern.
Bei der Fußreflexzonen-Massage werden allgemeine Erschöpfungszustände und Müdigkeit reduziert und die geistigen Fähigkeiten aktiviert. Auch in der Rekonvaleszenz hat sich diese Behandlung erfolgreich bewährt.

Kompresse

1 Eßlöffel Honig mit ca. 1–3 Tropfen Geranium-Öl mischen und in ca. $^1/_4$–$^1/_2$ Liter Wasser einrühren. Diese Anwendung ist krampflösend, blutstillend und hautregenerierend bei Hautproblemen und Hämorrhoiden.

Insektenstiche

Mehrmals die betroffene Stelle mit Geranium-Öl betupfen, was zu rascher Linderung führt und die Insekten abhält. Zur Vorbeugung den Körper mit der Mischung wie bei der Massage beschrieben einreiben.

Vollbad

2–3 Eßlöffel Honig mit ca. 4–6 Tropfen Geranium-Öl mischen und in das eingelassene Badewasser einrühren. Diese erholsame Anwendung wirkt hautregenerierend, sie stärkt die körperlichen und geistigen Kraftreserven, verleiht Energie und Lebensmut.

Hinweis

Geranium-Öl sollte nicht innerlich eingenommen werden, wogegen die Rosengeranium-Blätter sich vorzüglich zum Verfeinern von Eis, Marmelade, Pudding und Kuchen eignen.

Sternzeichen	Krebs
Planet	Mond
Element	Wasser, etwas Erde
Schwingungsebene	Herznote

Grapefruit

Botanischer Name   Citrus paradiso

Botanische Familie   Rutaceae

Vorkommen   Südeuropa, Mittelmeerregion, Amerika, Asien

Gewinnung   Kaltpressung der Grapefruitschalen
(250 kg Schalen → 1 Liter Öl)

Bestandteile   Limonen, Citral, Cumarine, Flavonoide

Duftnote

Zarter, süß-herber Duft

Psyche

Grapefruit-Öl wird bei geistiger und körperlicher Überforderung, Überanstrengung, Streß, Hektik, psychischer Übermüdung und Erschöpfung verwendet. Es baut die verbrauchten Kraftreserven auf, stimuliert die geistige und körperliche Frische, vitalisiert und stärkt das überreizte Nervensystem und sorgt für Ausgeglichenheit und Harmonie.

Anwendung

Grapefruit-Öl erweist sich als sehr hautregenerierend und hautstraffend. Es wird in der Kosmetik bei der müden, überanstrengten und gestreßten Haut eingesetzt, bei Faltenbildung, Cellulite, Hautunreinheiten und Akne. Seine kühlende und entschlackende Wirkung entspannt und vitalisiert die Haut. Dieses Öl regt den Lymphfluß an und wird deshalb bei sportlichen Überbelastungen der Muskeln, Sehnen, Bänder und Gelenke bevorzugt verwendet. Es löst Muskelverspannungen, lindert Muskelkater und stärkt das Bindegewebe.

Raumluft

In die Duftlampe gibt man ca. 3–4 Tropfen Grapefruit-Öl. Dieser dezente, feine Duft verbannt Streß und Hektik und wirkt tonisierend bei geistiger und körperlicher Erschöpfung.

Massage

4–5 Eßlöffel eines fetten Basis-Öls (z.B. Arnika-Öl, Ringelblumen-Öl, Jojoba-Öl usw.) mit 2–3 Tropfen Grapefruit-Öl mischen und Haut, Muskeln und Gelenke damit einreiben. Diese wohltuende Massage ist entschlackend und regenerierend bei Hautproblemen, entspannend und schmerzlindernd bei Sportverletzungen, Muskel- und Gelenkschmerzen, sie stärkt das Bindegewebe bei Cellulite und Faltenbildung und ist hautstraffend.

Bei der Fußreflexzonen-Massage werden Hektik und Streß abgebaut sowie die geistigen und körperlichen Kräfte aktiviert.

Kompresse

1 Eßlöffel Honig mit 1–3 Tropfen Grapefruit-Öl mischen und in ca. $^1/_4$–$^1/_2$ Liter Wasser einrühren. Zur Linderung von Hautproblemen, Prellungen, Zerrungen, Muskelkater und Gelenkschmerzen trägt diese Anwendung bei.

Vollbad

2–3 Eßlöffel Honig mit ca. 3–6 Tropfen Grapefruit-Öl mischen und in das eingelassene Badewasser einrühren.
Bei Hautproblemen, Muskel- und Gelenkbeschwerden sowie geistiger und körperlicher Erschöpfung vermittelt dieses tonisierende Bad Ausgeglichenheit und Wohlbefinden.

Küche

Grapefruit-Öl eignet sich sehr gut zum Verfeinern von Erfrischungsgetränken, Kompott, Obstsalat und Desserts. Sehr sparsam verwenden! 1 Tropfen mit etwas Honig mischen und damit abschmecken.

Hinweis

Grapefruit-Öl nicht zum Sonnenbaden verwenden, da es zu Fotosensibilisierung (Lichtflecken auf der Haut) kommen kann.

Sternzeichen	Zwilling
Planet	Merkur
Element	Luft
Schwingungsebene	Kopfnote

Ingwer

Botanischer Name	Zingiber officinale
Botanische Familie	Zingiberaceae
Vorkommen	Indien, tropisches Asien, Ceylon, China, Java, Philippinen, Tahiti, Mittelamerika, Florida, Japan
Gewinnung	Wasserdampfdestillation der Wurzeln (50 kg Wurzeln → 1 Liter Öl)
Bestandteile	Sesquiterpene (Camphen, d-Phellandren, Zingiberen) Sesquiterpenalkohole (Isoborneol-Linalool), und Terpene sowie Citral und Harze

Duftnote

Würzig-milder Duft

Psyche

Ingwer-Öl findet Anwendung bei geschwächter Konstitution, körperlichen und psychischen Ermüdungserscheinungen, Mangel an Unternehmungsgeist und Zukunftsperspektiven. Dieses Öl stabilisiert das Nervensystem, verleiht Wärme und Energie, weckt die Lebensgeister, spendet Hoffnung und Kraft, beflügelt die Inspiration und leistet Entscheidungshilfe in Geschmacksfragen.

Anwendung

Ingwer-Öl wird bei Schwächezuständen im Magen-Darm-Bereich mit Schmerzen, Blähungen, Durchfall, Magengeschwüren und Hämorrhoiden verwendet. Beschwerden in den Genitalorganen, Harnwegsinfekte mit Stechen und Brennen in der Harnröhre sowie Nachtröpfelns von Urin gehören dazu. Aber auch bei Migräne mit Flimmern vor den Augen und Schmerz über den Augenbrauen leistet es gute Dienste. Ferner wird es bei verstopfter, trockener Nase mit Juckreiz, Heiserkeit und Kratzen im Hals, bei schwieriger Atmung, Asthma, trockenem Husten mit Auswurf am Morgen, bei Stichen in der Brust sowie bei Grauem Star und Skorbut eingesetzt.

Raumluft

In die Duftlampe gibt man ca. 3–4 Tropfen Ingwer-Öl. Dieser weich-würzige Duft stärkt das Selbstvertrauen und vermittelt

Entscheidungshilfen über langanstehende Probleme. Daneben wirkt er desinfizierend bei Infekten und Erkältungen.

Inhalieren

1 Eßlöffel Honig mit ca. 1–3 Tropfen Ingwer-Öl mischen und in ca. $^1/_4$–$^1/_2$ Liter warmes Wasser einrühren. Diese Anwendung wirkt entzündungshemmend, schleimlösend und auswurffördernd bei Infekten der oberen Luftwege.

Massage

4–5 Eßlöffel eines fetten Basis-Öls (z.B. Kamillen-Öl, Mandel-Öl usw.) mit 1–2 Tropfen Ingwer-Öl mischen und bei Bedarf Stirn, Brust, Rücken und Bauch (Solarplexus-Bauchregion im Uhrzeigersinn) damit einreiben. Man erreicht eine entkrampfende und kräftigende Wirkung auf das Verdauungssystem, lindert Infekte und Erkältungen und tonisiert das Urogenitalsystem.
Bei der Fußreflexzonen-Massage werden Schwächezustände abgebaut und eine Kräftigung des Allgemeinzustandes sowie die Stabilisierung der Psyche angeregt.

Kompresse

1 Eßlöffel Honig mit ca. 1–3 Tropfen Ingwer-Öl mischen und in ca. $^1/_4$–$^1/_2$ Liter Wasser einrühren. Diese Anwendung ist zur Linderung von Krämpfen und Verspannungen im Ober- und Unterbauch angezeigt, sie wirkt schleimlösend und auswurffördernd bei Infekten. Bei Augenleiden legt man die Kompressen auf die geschlossenen Augenlider zur Stärkung der Sehkraft.

Mundhygiene

1–2 Tropfen Ingwer-Öl mit $^1/_2$ Teelöffel Obstessig gemischt in lauwarmes Wasser träufeln und damit den Mund spülen und gurgeln. Bei Halsentzündungen mit Ödemen erreicht man eine desinfizierende und desodorierende Wirkung.

Küche

Ingwer-Öl eignet sich gut zum Verfeinern von Erfrischungsgetränken, Soßen, Gemüse- und Reisgerichten. Sparsam verwenden! 1 Tropfen Ingwer-Öl mit etwas Honig mischen und in Tee oder Sodawasser einrühren bzw. damit die Speisen abschmecken.

Sternzeichen	Widder, Löwe
Planet	Mars, Sonne
Element	Feuer
Schwingungsebene	Basisnote

Kamille

Botanischer Name	Matricaria chamomilla, M. recutita, M. discoidea, Anthemis nobilis, Chamaemelum nobile
Botanische Familie	Compositae
Vorkommen	Europa, Mittelmeerregion, Nordasien
Gewinnung	Wasserdampfdestillation der frischen Blüten (350 kg Blüten → 1 Liter Öl)
Bestandteile	*M. chamomilla, M. recutita:* Der wichtigste Inhaltsstoff ist Azulen, der sich bei der Destillation bildet, ferner Cumarine und Flavonglykoside sowie Cholin. *M. discoidea:* Enthält viele ätherische Öle, aber kein Azulen. *Anthemis nobilis, Chamaemelum nobile:* Nobilin, Flavonglykoside und deren Aglykone, Ester der Angelikasäure, wenig Chamazulen.

Duftnote

Weich-warmer, blumiger Duft

Psyche

Kamillen-Öl wird bei psychischer und emotioneller Überreaktion, bei Ärger, nervöser Überempfindlichkeit, Ruhelosigkeit, Gereiztheit und Ungeduld sowie bei unruhigem Schlaf mit Benommenheit, begleitet von Stöhnen und Wimmern mit ängstlichen, erschreckenden Träumen verwendet. Auch bei weinerlichen und mißgelaunten Kindern hat es sich gut bewährt. Dieses Öl beruhigt die überreizten Nerven, schenkt Gelassenheit und Harmonie, verbreitet eine friedliche Atmosphäre und besänftigt den gereizten Gemütszustand.

Anwendung

Kamillen-Öl besitzt antiseptische, beruhigende und ausgleichende Eigenschaften und wird in Kosmetika bei empfindlicher, irritierter, verletzter und wunder Haut verwendet. Es entspannt und glättet die Haut und lindert eine Reihe von Hautproblemen auch in der Säuglings- und Kinderpflege. Seine fiebersenkende und entzündungshemmende Wirkung ist bei grippalen Infekten, bei Augen-, Hals-, Nasen-, Ohren- und Zahnfleischentzündungen, Zahnungsbeschwerden der Kinder sowie bei Husten und Bronchitis angezeigt. Es ist krampflösend und schmerzlindernd bei Kopfschmerzen,

Neuralgien, bei Magen- und Darmbeschwerden mit Blähungen und Koliken, bei Wechseljahrbeschwerden, Menstruations- und Wehenschmerzen, bei Nacken-, Rücken- und Kreuzschmerzen sowie bei Kraftlosigkeit in den Füßen. Des weiteren leistet es gute Dienste bei Frostbeulen, Ödemen, Schnittwunden, Schrammen, Wundsein, Abszessen und Furunkeln sowie bei Herpes.

Raumluft

In die Duftlampe gibt man ca. 3–4 Tropfen Kamillen-Öl. Bei unruhigem Schlaf und schlechten Träumen kann man dies auch im Schlafzimmer oder im Kinderzimmer verwenden. Dieser mild-würzige Duft ist desinfizierend bei Infekten, er besänftigt die überreizten Gemüter und schenkt Geborgenheit und Harmonie.

Inhalieren

1 Eßlöffel Honig mit ca. 3–4 Tropfen Kamillen-Öl mischen und in $^1/_4$–$^1/_2$ Liter warmes Wasser einrühren. Hiermit erreicht man eine angenehme Linderung bei Infekten und Entzündungen der oberen Luftwege.

Massage

4–5 Eßlöffel eines fetten Basis-Öls (z.B. Mandel-Öl, Macadamianuß-Öl usw.) mit 1–2 Tropfen Kamillen-Öl mischen und die Haut, bei Bedarf Rücken, Brust, Bauch (Solarplexus-Bauchregion im Uhrzeigersinn), Muskeln und Gelenke damit einreiben. Diese Anwendung wirkt krampflösend und entspannend sowie entzündungshemmend bei Hautproblemen, Magen-Darm-Beschwerden, Muskelverspannungen sowie bei Menstruations- und Wehenschmerzen.
Bei der Fußreflexzonen-Massage werden gereizte Stimmungsschwankungen ausgeglichen und eine besänftigende Harmonie erzeugt.

Kompresse

1 Eßlöffel Honig mit 1–3 Tropfen Kamillen-Öl mischen und in ca. $^1/_4$–$^1/_2$ Liter Wasser einrühren. Diese Anwendung wirkt lindernd und entzündungshemmend bei Hautschäden, Koliken und Verspannungen.

Haarpflege

In etwas Shampoo 2–3 Tropfen Kamillen-Öl einrühren und den Kopf damit einschäumen. Vor dem Nachspülen etwas einwirken lassen. Das Haar wird sanft gepflegt und man erzielt eine farbliche Aufhellung speziell bei blondem Haar.

Mundhygiene

1–2 Tropfen Kamillen-Öl in 1 Glas Wasser träufeln und Mund und Zahnfleisch damit spülen. Da Kamillen-Öl sehr mild ist, kann man auch mit dem Finger einen Tropfen direkt auf das betroffene Zahnfleisch tupfen, um Entzündungen zu behandeln. Dies ist auch bei zahnenden Kindern zu empfehlen.

Vollbad 2–3 Eßlöffel Honig mit ca. 4–8 Tropfen Kamillen-Öl mischen und in das eingelassene Bad einrühren. Ein solches hautfreundliches Bad zeigt eine beruhigende und entzündungshemmende Wirkung bei Hautproblemen und nervlichen Überbelastungen.

Kamille (blau)
(Matricaria chamomilla) Echte oder deutsche Kamille

Sternzeichen	Jungfrau
Planet	Merkur
Element	Wasser, etwas Feuer
Schwingungsebene	Schwere Herznote

Kamille (römisch)
(Anthemis nobilis) Römische oder edle Kamille

Kamille (wild)
Ormensis multicauli / mixta

Sternzeichen	Krebs
Planet	Mond
Element	Wasser, etwas Feuer
Schwingungsebene	Schwere Herznote

Kampfer

Botanischer Name	Cinnamomum camphora
Botanische Familie	Lauraceae
Vorkommen	Südchina, Südjapan, Formosa, Ceylon, Ostafrika
Gewinnung	Wasserdampfdestillation des frischen Holzes (30 kg Holz → 1 Liter Öl)
Bestandteile	Azulen, Borneol, Cadinen, Camphen, Carvacrol, Cineol, Citronellol, Cuminalkohol, Dipenten, Eugenol, Phellandren, Pinen, Safrol und Terpineol

Duftnote

Kräftig-würziger Duft

Psyche

Kampfer-Öl wird bei Angstzuständen, innerlicher Kälte und großer Schwäche verwendet. Depressive Verstimmungen sowie hysterische Erregungen gehören dazu. Es besänftigt den überreagierenden Gemütszustand, wirkt belebend und kräftigend bei Schwächezuständen und stabilisiert die innerliche Verfassung.

Anwendung

Kampfer-Öl wirkt anregend und aktivierend. Es wird in der Kosmetik bei Akne, müder und gestreßter, behandlungsbedürftiger Haut sowie bei vielfältigen Hautproblemen verwendet. Kalter Schweiß, Blässe, drohende Ohnmacht, niedriger Puls, Beklemmung im Brustkorb, Asthma, Kollapsneigung, Krämpfe, Neuralgien, Muskelrheumatismus, verstopfte Nase, Nasenbluten, Durchfall, Schlaflosigkeit mit kalten Gliedern reagieren günstig auf Kampfer-Öl. Es besteht allerdings auch die Möglichkeit zu Wechselwirkungen bzw. Vitalreaktionen.

Raumluft

In die Duftlampe gibt man ca. 2–3 Tropfen Kampfer-Öl. Dieser kräftig-klare Duft besänftigt die gereizten Nerven, stärkt das innere Kräftepotential und vermittelt eine gelöste Atmosphäre.

Massage

4–5 Eßlöffel eines fetten Basis-Öls (z.B. Weizenkeim-Öl, Sesam-Öl usw.) mit 1–2 Tropfen Kampfer-Öl mischen und die Haut, bei Bedarf Stirn, Nacken, Rücken, Brust, Muskeln und Gelenke damit einreiben. Man erzielt damit eine schmerzlindernde und krampflösende Wirkung bei Kollapsneigung, Neuralgien und Muskelrheumatismus.

Bei der Fußreflexzonen-Massage werden Angst- und Schwäche-zustände verringert und es wird eine Belebung und Tonisierung des psychischen und physischen Allgemeinzustandes erreicht.

Kompresse

1 Eßlöffel Honig mit 1–2 Tropfen Kampfer-Öl mischen und in $^1/_4$–$^1/_2$ Liter Wasser einrühren. Diese Anwendung wirkt aktivierend bei Hautproblemen und krampflösend bei Beklemmungen.

Hinweis

Kampfer-Öl nicht innerlich einnehmen, nicht während der Schwangerschaft und nicht bei Epileptikern anwenden.

Sternzeichen	Widder, Löwe
Planet	Mars, Pluto
Element	Feuer, Luft
Schwingungsebene	Kopfnote

Kardamom

Botanischer Name	Elettaria cardamomum
Botanische Familie	Zingiberaceae
Vorkommen	Vorderindien, Ceylon, Java, Tropengebiete
Gewinnung	Wasserdampfdestillation der Früchte (ca. 20 kg Früchte → 1 Liter Öl)
Bestandteile	Cineol und Terpineol, Limonen und Spuren von Eucalyptol und Zingiberen

Duftnote

Süß-würziger, warmer Duft

Psyche

Kardamom-Öl ist bei psychischer Labilität, Nervenschwäche, ängstlicher Zurückhaltung und streßbedingten Überforderungen angezeigt. Dieses Öl stärkt das reduzierte Nervensystem, es baut Selbstvertrauen und Zuversicht auf und man sagt ihm eine sexuell stimulierende Wirkung nach.

Anwendung

Kardamom-Öl ist desinfizierend und wird bei Hautproblemen, grippalen Infekten, Husten und Verschleimung verwendet. Seine krampflösenden Eigenschaften haben sich bei Kopfschmerzen, Magen-Darm-Störungen, bei Sodbrennen, Verdauungsschwäche und Übelkeit bewährt, es ist blähungswidrig und appetitanregend. Ferner wird es bei Menstruationsbeschwerden und im Klimakterium geschätzt und es wirkt entwässernd.

Raumluft

In die Duftlampe gibt man ca. 3–4 Tropfen Kardamom-Öl. Dieser süß-würzige Duft verbreitet Optimismus und Harmonie, er stärkt das Selbstbewußtsein und verleiht Mut zu zukunftsorientiertem Handeln.

Massage

2–4 Eßlöffel eines fetten Basis-Öls (z.B. Jojoba-Öl, Mandel-Öl, Sesam-Öl usw.) mit 1–3 Tropfen Kardamom-Öl mischen und damit die Haut, Rücken, Brust, Ober- und Unterbauch (Solarplexus-Bauchregion im Uhrzeigersinn behandeln) Kreuz und Oberschenkel nach Bedarf damit einreiben. Diese aufbauende Massage ist bei Kopfschmerzen, Verdauungsproblemen sowie bei Mentruations-beschwerden und Störungen im Klimakterium sehr hilfreich.

Bei der Fußreflexzonen-Massage werden Spasmen gelöst, psychischen Unsicherheiten abgebaut und das Selbstvertrauen gestärkt.

Kompresse

1 Eßlöffel Honig mit 2–3 Tropfen Kardamom-Öl mischen und in ca. $1/4$ Liter Wasser einrühren. Bei dieser Anwendung werden Verspannungen und Krämpfe gelöst.

Vollbad

2–3 Eßlöffel Honig mit 4–6 Tropfen Kardamom-Öl mischen und in das eingelassene Wasser einrühren. Dieser kräftigende Badezusatz tonisiert das seelische und körperliche Gleichgewicht und man spricht ihm eine Steigerung der Libido zu.

Küche

Kardamom eignet sich vorzüglich zum Verfeinern von Fleisch-, Gemüse- und Reisgerichten, Hülsenfrüchten, Gebäck, Desserts, Glühwein usw. Sehr sparsam dosieren! 1 Tropfen Kardamom-Öl mit etwas Speiseöl oder Honig mischen und damit abschmecken.

Sternzeichen	Stier
Planet	Venus
Element	Erde
Schwingungsebene	Leichte Basisnote

Karotte

Botanischer Name	Daucus carota
Botanische Familie	Umbelliferae
Vorkommen	Europa und weltweit
Gewinnung	Wasserdampfdestillation der Karottensamen (70–100 kg Samen → 1 Liter Öl)
Bestandteile	Essigsäuren, aliphatische Aldehyde, Carotal, Beta-Carotin, Ameisensäure, Limonen, Pinen und Terpineol

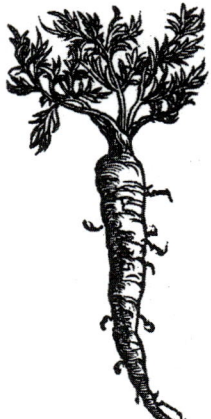

Duftnote

Würzig-warmer Duft

Psyche

Karotten-Öl ist bei psychischer Belastung, Streß und Hektik angezeigt. Es ist ausgleichend und harmonisierend, fördert die innere Stabilität und Sicherheit und festigt das Selbstbewußtsein.

Anwendung

Karotten-Öl ist ein hervorragendes Mittel zur Hautpflege, da es Provitamin A und Vitamin F enthält. Seine hautstraffende und revitalisierenden Eigenschaften werden allseits geschätzt. Es findet sowohl bei Akne, geplatzten Äderchen, Brandwunden, Aphthen und anderen Hautproblemen als auch bei Sonnenbestrahlung (Solarium) guten Anklang. Ferner wird es zur Anregung des Lymphflusses, zur Blutbildung und bei Milz-, Leber- und Gallenproblemen, bei Durchfall und Verstopfung, aber auch bei Wunden, Geschwüren und offenen Beinen eingesetzt.

Raumluft

In die Duftlampe gibt man ca. 3–4 Tropfen Karotten-Öl. Dieser weiche, zarte Duft besänftigt Gereiztheit und Nervosität und verbreitet eine gelassene und harmonische Atmosphäre.

Massage

3–4 Eßlöffel eines fetten Basis-Öls (z.B. Jojoba-Öl, Mandel-Öl etc.) mit 3–4 Tropfen Karotten-Öl mischen und die Haut damit einreiben. Dies lindert vielfältige Hautprobleme und Entzündungen, es revitalisiert und entspannt die Haut. Bei Sonneneinwirkung beschleunigt es die Bräunung der Haut durch Herabsetzen der Lichtempfindlichkeit.

Bei der Fußreflexzonen-Massage werden psychische Gereiztheit und Nervosität gemildert und Gelassenheit und Selbstbewußtsein vermittelt.

Kompresse

1 Eßlöffel Honig mit ca. 2–3 Tropfen Karotten-Öl mischen und in ca. $^1/_4$–$^1/_2$ Liter Wasser einrühren. Zur Behandlung strapazierter und gestreßter Haut wirkt es entzündungshemmend, hautstraffend und tonisierend.

Vollbad

2–3 Eßlöffel Honig mit ca. 4–6 Tropfen Karotten-Öl mischen und in das eingelassene Badewasser einrühren. Dieses Bad tonisiert und vitalisiert die Haut, mildert Streßsituationen und Hektik und trägt zur nervlichen Entspannung bei.

Küche

Karotten-Öl eignet sich gut zum Verfeinern von Suppen, Eintöpfen, Gemüsen, Soßen, Fleisch-, Fisch-, Geflügel- und Wildgerichten, Hülsenfrüchten, Reis und Gebäck. Sehr sparsam verwenden! 1–2 Tropfen mit etwas Speiseöl oder Honig mischen und damit abschmecken.

Hinweis

Karotten-Öl stets in entsprechender Verdünnung anwenden.

Sternzeichen	Stier
Planet	Venus
Element	Erde, etwas Wasser
Schwingungsebene	Leichte Basisnote

Kiefer, Fichte

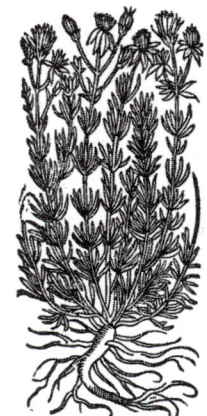

Botanischer Name   Pinus sylvestris

Botanische Familie   Coniferae

Vorkommen   Europa, Sibirien, Nordamerika, Kanada

Gewinnung   Wasserdampfdestillation der Nadeln
(500 kg Nadeln → 1 Liter Öl)

Bestandteile   Zu 30–40% Bornylacetat, Cadinen,
Dipenten und Phellandren, Pinen und
Sylvestren

Duftnote   Frisch-würziger Waldesduft

Psyche   Kiefernnadel-Öl ist bei Überreizung des vegetativen Nerven-
systems, bei Erregungszuständen, Schlaflosigkeit und geistiger
Erschöpfung angezeigt. Dieses Öl vermittelt Ausdauer, Kraft, Mut
und Zuversicht. Es erhöht die psychische Belastbarkeit, stärkt das
Selbstbewußtsein und die geistigen Fähigkeiten und verleiht Ruhe
und Zufriedenheit.

Anwendung   Kiefernnadel-Öl wirkt reinigend und klärend. Bei grippalen Infekten, Schnupfen, Husten, Bronchitis, Asthma, Hals- und Rachenentzündungen verschaffen seine schleimlösenden, entkrampfenden und
antiseptischen Eigenschaften Linderung. Ferner wird es angewendet
bei beengter Atmung, bei Magenkrämpfen, Einschnürungsgefühl in
der Magengrube, Völlegefühl, Blähung und Verstopfung; des weiteren bei schwerer Herztätgkeit, langsamem und schnellem Puls, Benommenheit und Schwindel, verursacht durch Verdauungsstörungen. Es ist kräftigend und stärkend bei degenerativen Aufbrauchser-
scheinungen, bei Muskelverspannungen im Rücken, schmerzhaftem
Gefühl im rechten Schulterblatt und im Brustkorb sowie bei rheumatischen Beschwerden, bei Nieren-, Blasen- und Prostata-Entzündun-
gen und Impotenz.

Raumluft   In die Duftlampe gibt man ca. 3–4 Tropfen Kiefernnadel-Öl. Es ist
stark raumluftreinigend! Sein klarer, frischer Duft ist desinfizierend
bei Infekten und vermittelt eine beruhigende und nervenstärkende
Atmosphäre.

Inhalieren

1 Eßlöffel Honig mit ca. 1–3 Tropfen Kiefernnadel-Öl mischen und in ca. $^1/_4$–$^1/_2$ Liter warmes Wasser einrühren. Infekte, Husten, beengte Atmung und Verschleimung erfahren auf diese Weise Linderung.

Sauna-Aufguß

In den Schöpfer mit Wasser ca. 3–5 Tropfen Kiefernnadel-Öl träufeln.

Massage

4–5 Eßlöffel eines fetten Basis-Öls (z.B. Mandel-Öl, Arnika-Öl, Ringelblumen-Öl usw.) mit 1–2 Tropfen Kiefernnadel-Öl mischen und Arme, Beine, Rücken, Brust und Gelenke damit einreiben. Diese Behandlung ist durchblutungsfördernd, krampflösend und entzündungshemmend bei Infekten, Magen-Darm-Störungen (Solarplexus-Bauchregion im Uhrzeigersinn einreiben) und hilfreich bei Muskel- und Gelenkbeschwerden sowie bei Problemen der Niere und der ableitenden Harnwege. Bei der Fußreflexzonen-Massage wird Erschöpfungszuständen vorgebeugt und die psychische und physische Belastbarkeit verbessert.

Kompresse

1 Eßlöffel Honig mit ca. 1–3 Tropfen Kiefernnadel-Öl mischen und in ca. $^1/_4$–$^1/_2$ Liter Wasser einrühren. Die verbesserte Durchblutung wirkt schmerz- und krampflindernd bei Infekten, Magen-Darm-Verstimmungen und bei Muskel- und Gliederbeschwerden.

Vollbad

2–3 Eßlöffel Honig mit ca. 4–6 Tropfen Kiefernnadel-Öl mischen und in das eingelassene Badewasser einrühren. Dieses Bad unterstützt den Genesungsprozeß bei Infekten, Muskel- und Gelenkproblemen, Erschöpfungsphasen und nervlichen Krisen. Bei Fieber nicht baden.

Fußbad

1–2 Eßlöffel Honig mit ca. 2–4 Tropfen Kiefernnadel-Öl mischen und in das eingelassene Wasser einrühren. Die entspannende und durchblutungsfördernde Wirkung bei strapazierten Füßen und Beinen verschafft wohltuende Leichtigkeit.

Raumpflege

In etwas Flüssigseife oder flüssiges Putzmittel 2–3 Tropfen Kiefernnadel-Öl mischen und in das eingelassene Putzwasser einrühren bzw. 2–3 Tropfen auf den Staubsaugerbeutel träufeln oder in die Möbelpolitur mischen. Der frische Duft ermöglicht ein freieres Atmen und wird besonders von Menschen mit einem Engegefühl in der Brust oder von allergiegeplagten Personen als erleichternd empfunden.

Sternzeichen	Jungfrau
Planet	Merkur
Element	Erde
Schwingungsebene	Kopfnote

Koriander

Botanischer Name	Coriandrum sativum
Botanische Familie	Umbelliferae
Vorkommen	Südeuropa, Nordafrika, Vorderasien, Rußland, Südamerika
Gewinnung	Wasserdampfdestillation der sehr gut ausgereiften, getrockneten und pulverisierten Früchte (ca. 100 kg Früchte → 1 Liter Öl)
Bestandteile	Coriandrol, Geraniol, Pinen, Spuren von Borneol, Cymen, Dipenten, Phellandren und Terpene

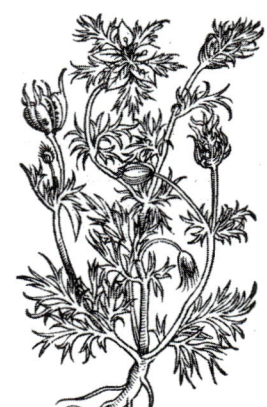

Duftnote

Blumig-lieblicher Duft

Psyche

Koriander-Öl ist bei psychischer Labilität, die von großer Unbekümmertheit bis hin zur Aggression reicht, sowie bei nervöser Erschöpfung angezeigt. Dieses Öl inspiriert die schöpferischen Eigenschaften, es unterstützt das Denkvermögen und ihm wird eine aphrodisierende Wirkung nachgesagt.

Anwendung

Koriander-Öl ist bei Nerven-, Muskel- und Gelenkschmerzen, rheumatischen Erscheinungsbildern und Spasmen im Magen-Darm-Bereich angezeigt. Es ist schmerzlindernd bei Zahnschmerz und Gesichtsneuralgien, Kopfschmerzen, Gürtelrose, Gliederschmerzen, bei Grippe und Verspannungen im Ober- und Unterbauch; ferner ist es blähungswidrig und magenstärkend.

Raumluft

In die Duftlampe gibt man ca. 3–4 Tropfen Koriander-Öl. Sein lieblich-blumiger Duft inspiriert die Phantasie und verbreitet eine entspannte, harmonische Atmosphäre.

Massage

4–5 Eßlöffel eines fetten Basis-Öls (z.B. Avocado-Öl, Sesam-Öl, Mandel-Öl usw.) mit 1–2 Tropfen Koriander-Öl mischen und die Haut, Stirn, Ober- und Unterbauch (Solarplexus-Bauchregion im Uhrzeigersinn) sowie Muskeln und Gelenke damit einreiben. Diese Massage ist krampflösend und schmerzlindernd bei Neuralgien,

Magen-Darm-Spasmen sowie Muskel- und Gelenkbeschwerden. Bei der Fußreflexzonen-Massage werden Spasmen gelindert, psychische Erregungen ausgeglichen und vitalisierende Impulse vermittelt.

Kompresse

1 Eßlöffel Honig mit 1–2 Tropfen Koriander-Öl mischen und in ca. $^1/_4$–$^1/_2$ Liter Wasser einrühren. Diese Anwendung ist bei Neuralgien, Verspannungen, Verdauungsbeschwerden sowie rheumatischen Erscheinungen hilfreich.

Vollbad

2–3 Eßlöffel Honig mit 4–6 Tropfen Koriander-Öl mischen und in das eingelassene Badewasser einrühren. Dieses entspannende Bad ist krampflösend, nervenstärkend und aktivierend.

Küche

Koriander eignet sich sehr gut zum Würzen von Suppen, Gemüsen, Fisch-, Fleisch-, Geflügel- und Reisgerichten, ferner von Hülsenfrüchten, Soßen, Marinaden und Gebäck. Sehr sparsam dosieren! 1 Tropfen Koriander-Öl mit Speiseöl oder Honig mischen und in kleinsten Mengen damit abschmecken. Man kann auch auf die Körner oder das Pulver zurückgreifen.

Sternzeichen	Widder
Planet	Mars, Pluto
Element	Erde, Feuer
Schwingungsebene	Basisnote und Herznote

Kümmel, Kreuzkümmel

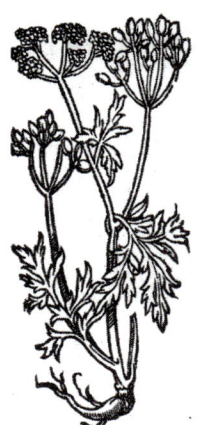

Botanischer Name   Carum carvi, Cuminus cyminum

Botanische Familie   Umbelliferae

Vorkommen   Europa, Sibirien und in den gemäßigten Klimazonen Asiens

Gewinnung   Wasserdampfdestillation der reifen Früchte (Samen) (20–40 kg Samen → 1 Liter Öl)

Bestandteile   *C. carvi:* Carvon 45–60% (zu den Ketonen gehörend), Carvacol, Carven 30% (ein Alkohol) und Limonen
C. cyminum: 35–50% Cuminol oder Cuminaldehyd, Cymen, Pinen und Terpineol

Duftnote

Warm-würziger Duft

Psyche

Kümmel-Öl ist bei nervösen Überforderungen, Hektik und Streß sowie bei reduziertem Allgemeinzustand mit depressiver Verstimmung angezeigt. Es beruhigt die psychische Erregung, stimuliert das innere Gleichgewicht, hilft unbewältigte Eindrücke zu verarbeiten, schenkt zuversichtliche Wärme und Selbstvertrauen und wirkt erotisierend.

Anwendung

Kümmel-Öl ist bei nervösem Herzflattern, Schwindelanfällen und neuralgischen Beschwerden angezeigt. Es besitzt stark blähungswidrige und magenstärkende Eigenschaften und wird erfolgreich bei Blähungen, Verdauungsproblemen, Koliken, Leber- und Gallenerkrankungen sowie bei Darmparasiten (Würmern) eingesetzt. Seine krampflösende Wirkung wird bei Kopf- und Zahnschmerzen, bei Neuralgien und Menstruationsbeschwerden genutzt; außerdem ist es milchbildend während der Stillzeit. Kreuzkümmel-Öl, auch Mutterkümmel genannt, wird erfolgreich gegen Cellulite eingesetzt.

Raumluft

In die Duftlampe gibt man ca. 3–4 Tropfen Kümmel-Öl. Dieser warme, würzige Duft löst Verkrampfungen, lindert nervöse Hektik und beschwichtigt die überreagierenden Sinne; er normalisiert die unverarbeitete Gedankenwelt und stimuliert die erotischen Bedürfnisse.

Massage

4–5 Eßlöffel eines fetten Basis-Öls (z.B. Weizenkeim-Öl, Avocado-Öl usw.) mit 3–4 Tropfen Kümmel-Öl mischen und nach Bedarf Stirn, Ober- und Unterbauch, Muskeln und Gelenke damit einreiben. Die krampflösende und durchblutungsfördernde Wirkung führt zu Entspannung und Linderung von Schmerzen. Bei Magen- und Darm-Störungen im Uhrzeigersinn sanft den Solarplexus (Bauchregion) damit massieren. Kreuzkümmel ist speziell bei Cellulite zu empfehlen.
Bei der Fußreflexzonen-Massage wird Hektik und Streß gemildert, besinnliche Gelassenheit vermittelt und die Stärkung körperlichen und geistigen Wohlbefindens gefördert.

Kompresse

1 Eßlöffel Honig mit 1–2 Tropfen Kümmel-Öl mischen und in $^1/_4$–$^1/_2$ Liter Wasser einrühren. Die entkrampfende Wirkung führt besonders bei Koliken und Schmerzzuständen zum Erfolg.

Küche

Kümmel-Öl eignet sich vorzüglich zum Verfeinern von Gemüsen (besonders der schwer verdaulichen Krautsorten), Kartoffel-, Hülsenfrüche-, Fleisch- und Geflügelgerichten, Soßen und Suppen, Brot und Brötchen. Zur Herstellung des verdauungsfördernden „Kümmel-Schnapses" wird Kümmel seit Generationen benutzt. Sparsam verwenden! 1–2 Tropfen mit etwas Speiseöl mischen und damit abschmecken.

Hinweis

Kümmel-Öl nicht während der Schwangerschaft verwenden. Die durchblutungsfördernden Eigenschaften können bei sensibler Haut Irritationen hervorrufen, deshalb ist es ratsam, vorher einen Test mit einer kleinen Menge verdünnten Kümmel-Öls vorzunehmen.

Sternzeichen	Widder
Element	Erde, Feuer
Planet	Mars
Schwingungsebene	Leichte Basisnote

Lärche

Botanischer Name	Larix decidua
Botanische Familie	Pinaceae
Vorkommen	Europa
Gewinnung	Wasserdampfdestillation der Nadeln (700 kg Zweige → 1 Liter Öl)
Bestandteile	Bornylacetat

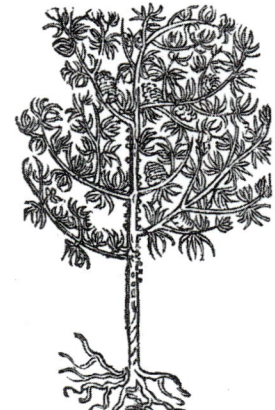

Duftnote

Kräftig-frischer Duft

Psyche

Lärchen-Öl wird bei Mutlosigkeit, Pessimismus, Zaghaftigkeit und Unsicherheit verwendet. Es vermittelt Leichtigkeit, Heiterkeit und Zuversicht und verhilft dazu, unklare Situationen zu bereinigen und kluge Entscheidungen zu treffen.

Anwendung

Lärchen-Öl besitzt reizlindernde Eigenschaften und wird bei Problemen der oberen Luftwege, Husten, Bronchitis, Asthma, Schnupfen und Stirnhöhlenbeschwerden eingesetzt. Es ist durchblutungsfördernd und hilft Muskelverspannungen und Gelenkprobleme zu lindern.

Raumluft

In die Duftlampe gibt man ca. 3–4 Tropfen Lärchen-Öl. Dieser kräftig-würzige Duft vermittelt Klarheit und Frische und trägt zur Bereinigung unklarer Situationen bei.

Inhalieren

In 1 Eßlöffel Honig ca. 2–3 Tropfen Lärchen-Öl mischen und in ca. $1/4$–$1/2$ Liter warmes Wasser einrühren.Bei Infekten und Verschleimung wirken die warmen Dämpfe entzündungshemmend und auswurffördernd.

Sauna-Aufguß

In den Schöpfer mit Wasser gibt man 3–6 Tropfen Lärchen-Öl.

Massage

3–4 Eßlöffel eines fetten Basis-Öls (z.B. Sesam-Öl, Weizenkeim-Öl, Arnika-Öl usw.) mit 2–3 Tropfen Lärchen-Öl mischen und Stirn, Nacken, Muskeln und Gelenke damit einreiben. Infekte, Muskel-

und Gelenkprobleme werden damit gelindert und Verspannungen gelöst. Bei der Fußreflexzonen-Massage werden die körperlichen und geistigen Kraftreserven aktiviert.

Vollbad

In 2–3 Eßlöffel Honig ca. 3–6 Tropfen Lärchen-Öl mischen und in das eingelassene Badewasser einrühren. Dieses kräftigende Bad lindert Infekte, neuralgische Beschwerden, Muskel- und Gelenkprobleme und wirkt belebend bei Erschöpfungszuständen. Bei Fieber nicht baden.

Raumpflege

In etwas Flüssigseife oder flüssiges Putzmittel 3–4 Tropfen Lärchen-Öl mischen und in das eingelassene Putzwasser rühren bzw. 3–4 Tropfen auf den Staubsaugerbeutel träufeln. Wirkt raumluftreinigend und erfrischend. Besonders Menschen mit allergischen Problemen und beengter Atmung fühlen sich beschwerdefreier und erleichtert durch diesen klaren Duft.

Sternzeichen	Jungfrau
Planet	Merkur
Element	Erde, etwas Luft
Schwingungsebene	Leichte Basisnote

Latschenkiefer

Botanischer Name   Pinus purnilo, P. mugo

Botanische Familie Pinaceae

Vorkommen   Alpen, Karpaten

Gewinnung   Wasserdampfdestillation der frischen Nadeln
                        (200 kg Nadeln → 1 Liter Öl)

Bestandteile   Camphen, Pinen und Harzsäure

Duftnote

Frisch-würziger Nadelbaumduft

Psyche

Latschenkiefern-Öl wird bei Ängstlichkeit, Unsicherheit, labiler Stimmungslage und psychischer Wechselhaftigkeit verwendet. Es verleiht, wie alle Nadelholz-Öle, Mut, Zuversicht, Bodenständigkeit und Ausdauer, und es vermittelt eine realitätsbezogene Ansicht zu den täglichen Problemstellungen sowie deren Lösung.

Anwendung

Latschenkiefern-Öl besitzt antiseptische Eigenschaften und erweist sich bei Problemen der Atemwege als besonders hilfreich. Seine schleimlösende und entzündungshemmende Wirkung führt zu verbesserter und tieferer Atmung und somit zur Erleichterung bei grippalen Infekten, verstopfter Nase, Stirnhöhlenbeschwerden, bei Husten, Bronchitis, Asthma und Halsentzündungen. Außerdem wird es bei entzündlichen Veränderungen im Bereich der Gallenblase und der ableitenden Harnwege verwendet. Dieses Öl verbessert die Gewebedurchblutung und lindert rheumatische Beschwerden, Muskelverspannungen, Gelenkschmerzen, Neuralgien, Migräne, Kopfdruck, Schulter- und Nackensteifheit.

Raumluft

In die Duftlampe gibt man ca. 3–4 Tropfen Latschenkiefern-Öl. Es ist stark raumluftreinigend! Dieser klare Duft verbreitet eine erfrischende und gelöste Atmosphäre, er vermittelt Mut und Optimismus.

Inhalieren

1 Eßlöffel Honig mit ca. 1–3 Tropfen Latschenkiefern-Öl mischen und in ca. $1/4$–$1/2$ Liter warmes Wasser einrühren. Der warme Latschenkiefern-Dampf lindert Infekte und löst Verschleimung, ist entzündungshemmend bei Schnupfen, Nebenhöhlenentzündungen und Halsbeschwerden.

Sauna-Aufguß
In den Schöpfer mit Wasser gibt man 3–6 Tropfen Latschenkiefern-Öl.

Massage
4–5 Eßlöffel eines fetten Basis-Öls (z.B. Mandel-Öl, Macadamia-nuß-Öl, Arnika-Öl usw.) mit 2–3 Tropfen Latschenkiefern-Öl mischen und Brust, Rücken, Muskeln und Gelenke damit einreiben. Die durchblutungsfördernde und entkrampfende Wirkung dieser Behandlung lindert Infekte, verbessert die Atmung, ist schleimlösend und entzündungshemmend. Auch neuralgische Beschwerden, Muskel- und Gelenkprobleme, Nacken- und Schultersteife, Kopfdruck und Migräne werden günstig beeinflußt.
Bei der Fußreflexzonen-Massage werden Unsicherheit und Ängstlichkeit reduziert, die körpereigene Abwehr stimuliert und Entschlüsse bei Problemfällen erleichtert.

Kompresse
1 Eßlöffel Honig mit ca. 1–3 Tropfen Latschenkiefern-Öl mischen und in ca. $^1/_4$–$^1/_2$ Liter Wasser einrühren. Diese Anwendung lindert Verspannungen und Neuralgien, sie ist durchblutungsfördernd und schmerzlindernd bei Muskel- und Gelenkproblemen.

Vollbad
2–3 Eßlöffel Honig mit ca. 3–6 Tropfen Latschenkiefern-Öl mischen und in das eingelassene Badewasser einrühren. Bei Infekten und neuralgischen Beschwerden bringt dieses entspannende Bad Erleichterung und wirkt belebend und kräftigend. Bei Fieber nicht baden.

Raumpflege
1 Eßlöffel Flüssigseife oder flüssiges Putzmittel mit 2–3 Tropfen Latschenkiefern-Öl in das Putzwasser einrühren bzw. 2–3 Tropfen auf den Staubsaugerbeutel träufeln. Wirkt raumluftreinigend und erfrischend. Besonders in Erkältungszeiten und für Menschen, die mit beengter Atmung und Allergien behaftet sind, stellt diese Maßnahme eine enorme Erleichterung dar.

Hinweis
Latschenkiefern-Öl nicht innerlich einnehmen.

Sternzeichen	Jungfrau
Planet	Merkur
Element	Erde, etwas Luft
Schwingungsebene	Basisnote

Lavendel

Botanischer Name	Lavendula officinalis, L. hybrida, L. vera, L. fragrans, L. angustifolia
Botanische Familie	Labiatae, Lauraceae
Vorkommen	Europa, Mittelmeerregion
Gewinnung	Wasserdampfdestillation des Krauts bzw. der Blüten (100–120 kg Pflanzen → 1 Liter Öl)
Bestandteile	Borneol, Geraniol, Linalool, Geranyl, Linalyl, Pinen, Limonen und Phenol sind die wichtigsten Inhaltsstoffe.

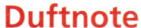

Duftnote

Blumig-lieblicher Duft

Psyche

Lavendel-Öl wird bei depressiven Verstimmungen, Schlafstörungen, nervlicher Überreizung und emotionalen Übererregungen verwendet. Es löst innerliche Verspannungen und Unruhezustände, lindert seelischen Schmerz, Kummer und Aufregungen, sorgt für erholsamen Schlaf und vermittelt Entscheidungshilfen.

Anwendung

Lavendel-Öl ist sehr vielseitig einzusetzen. Es besitzt einen sehr günstigen Einfluß auf die unterschiedlichsten Hautprobleme wie Akne, Ekzeme, Dermatosen, Sonnenbrand und Verbrennungen sowie auf entzündliche Hautschäden und Hautirritationen. Seine schmerzstillenden und krampflösenden Eigenschaften bei Migräne, Kopfschmerzen, Nervenschmerzen, Gelenk- und Muskelverspannungen werden sehr geschätzt. Insektenstiche, Schlangenbisse, Ungezieferbefall, Motten, Läuse, Krätze, Haarausfall und vieles mehr gehört zum Einsatz von Lavendel-Öl. Es stimuliert das Immunsystem, ist blutdruckausgleichend, wirkt beruhigend auf die Herznerven, ist hilfreich bei Epilepsie, Keuchhusten, Ohrenschmerzen, Übelkeit und Erbrechen, Durchfall und Mastdarmfisteln, ist wurmtreibend, fördert die Harnausscheidung und verringert Menstruationsbeschwerden und Ausfluß. Seine entzündungshemmenden Eigenschaften werden bei Zystitis (Blasenentzündung) und Vaginitis, bei Gürtelrose, Furunkeln und Abzessen, bei Infekten, Bronchitis, Arthritis, Schnittwunden, Schrammen, Blutergüssen, Koliken, Ödemen, Erfrierungen und bei Erschöpfung sehr dankbar genutzt.

Raumluft

In die Duftlampe gibt man ca. 3–4 Tropfen Lavendel-Öl. Bei Schlaf-störungen 1–2 Tropfen auf ein Taschentuch träufeln und neben das Kopfkissen legen. Dieser liebliche Duft verbreitet eine entspannte, beruhigende und harmonische Atmosphäre, er glättet die Wogen nervlicher Überreaktionen und er schafft die Voraussetzung für Handlungsbereitschaft und ein offenes Gespräch.

Inhalieren

1 Eßlöffel Honig mit ca. 1–3 Tropfen Lavendel-Öl mischen und in ca. $1/4$–$1/2$ Liter warmes Wasser einrühren. Der warme Lavendel-Dampf hat eine beruhigende Wirkung auf Hautprobleme, Infekte und entzündete Schleimhäute, er lindert Schnupfen, Bronchitis und Halsentzündungen.

Bedampfungs-gerät

Lavendel-Öl eignet sich gut für die apparative Gesichts- und Haut-behandlung. Es wirkt sehr besänftigend bei der irritierten und gestreßten Haut.

Massage

4–5 Eßlöffel eines fetten Basis-Öls (z.B. Kamillen-Öl, Johannis-kraut-Öl, Mandel-Öl usw.) mit 1–3 Tropfen Lavendel-Öl mischen und Schläfen, Nacken, Schultern, Rücken, Brust und Bauch (Solar-plexus-Bauchregion im Uhrzeigersinn behandeln) sowie Muskeln und Gelenke damit einreiben. Dies führt zur Linderung von Haut-problemen, Verspannungen, Kopfschmerzen, Krämpfen, Nervosität, Muskel- und Gelenkbeschwerden.
Bei der Fußreflexzonen-Massage werden die überreagierenden Ner-ven besänftigend angesprochen sowie eine harmonische, entspannte Stimmung erzeugt.

Kompresse

1 Eßlöffel Honig mit ca. 1–4 Tropfen Lavendel-Öl mischen und in ca. $1/4$–$1/2$ Liter Wasser einrühren. Diese reiz- und schmerzlindernde Anwendung ist zur Behandlung von Hautproblemen, Verspannun-gen, Blutergüssen und Ödemen sehr hilfreich.

Verbrennung

Bei Verbrennung Lavendel-Öl sofort pur auf die geschädigte Haut auftragen und mehrfach wiederholen bis Linderung eintritt. Die gleiche Behandlung kann bei Schnittwunden und Schrammen durchgeführt werden.

Haarpflege

3–4 Tropfen Lavendel-Öl in etwas Shampoo mischen und das Haar damit einschäumen. Vor dem Nachspülen einwirken lassen. Diese Behandlung ist hilfreich bei Kopfhautirritationen und Haarausfall.

Vollbad

2–3 Eßlöffel Honig mit ca. 6–8 Tropfen Lavendel-Öl mischen und in das eingelassene Badewasser einrühren. In Streßsituationen und bei nervlichen Belastungen, Infekten sowie bei Haut- und Muskelproblemen wirkt dieses erholsame Bad beruhigend und entspannend. Bei Fieber nicht baden.

Fußbad

1 Eßlöffel Honig mit ca. 3–4 Tropfen Lavendel-Öl mischen und in das eingelassene Wasser einrühren zur Behandlung überlasteter, nervöser Beine und Füße, bei Ödemen und Hautschäden.

Haushalt

2–3 Tropfen Lavendel-Öl auf ein Tüchlein träufeln und in die Schränke legen; von Zeit zu Zeit wiederholen, um Motten fernzuhalten. 1–2 Tropfen in den letzten Spülgang der Waschmaschine geträufelt läßt die Wäsche angenehm duften.

Küche

Lavendel-Öl (L. officinalis) eignet sich gut zum Verfeinern von Getränken, Früchten, Salaten, Soßen, und Gemüsen. Sehr sparsam verwenden! 1 Tropfen mit Honig mischen und damit vorsichtig abschmecken.

Raumpflege

1 Eßlöffel Flüssigseife oder flüssiges Putzmittel mit 2–3 Tropfen Lavendel-Öl mischen und in das Wischwasser einrühren bzw. 2–3 Tropfen auf den Staubsaugerbeutel träufeln oder in die Möbelpolitur geben. Der blumig-frische Duft verbessert die Raumluft und verhilft zu einer harmonischen Stimmung.

Hinweis

Lavendel-Öl bei innerer Einnahme sehr vorsichtig dosieren, da es sonst aufgrund seiner Wirkung auf das Zentrale Nervensystem zur Herabsetzung des Denkvermögens und zu Bewußtseinsstörungen kommen kann.

Sternzeichen	Jungfrau, Waage
Planet	Merkur
Element	Luft
Schwingungsebene	Leichte Herznote

Lemongras

Botanischer Name   Cymbopogon citratus, C. flexuosus

Botanische Familie   Gramineae

Vorkommen   Indien, China, Madagaskar, Afrika, Südamerika, tropisches Amerika, Indonesien, Ceylon, Seychellen

Gewinnung   Wasserdampfdestillation des exotischen, frischen Lemongrases (40–55 kg Gras → 1 Liter Öl)

Bestandteile   *C. citratus:* Citralgehalt ca. 70–85%, Caprinate, Citronellol, Dipenten, Farnesol, Furfural, Geraniol, Isopulegol, Isovalerianaldehyd, l-Linalool, Methylheptenon, Myrcen, n-Dezylaldehyd, Nerol, Terpineol, Valerianester
C. flexuosus: Citralgehalt ca. 70–85%, Citronellol, Dipenten, Farnesol, Geraniol, Limonen, Linalool, Methylheptenol, Myrcen, n-Dezylaldehyd, Nerol

Duftnote   Kräftiger, zitronenartiger Duft

Psyche   Lemongras-Öl wird bei Antriebsarmut, depressiver Verstimmung und psychischer Unbeweglichkeit verwendet. Es wirkt erfrischend und belebend auf Körper und Geist, fördert die Konzentration, regt den Optimismus an, aktiviert Unternehmungslust und Kreativität und erzeugt eine heitere, angenehme Stimmung.

Anwendung   Lemongras-Öl wird bevorzugt in kosmetischen Produkten eingesetzt. Da es hautstraffende und erfrischende Eigenschaften besitzt, verwendet man es gern bei normaler, aber auch bei unreiner, fetter, müder, großporiger und strapazierter Haut. Seine desodorierende, entschlackende Wirkung findet häufig in Bädern und Körperpflegeprodukten großen Anklang; zur Stärkung des Bindegewebes werden Massagepflegeprodukte damit angereichert. Dieses Öl ist ferner entzündungshemmend und wird bei grippalen Infekten, Fieber, Schnupfen, Verdauungsbeschwerden, Blähungen, Durchfall und Verstopfung, Krampfadern und Lymphstau empfohlen. Darüber hinaus ist es milchbildend. In der ayurvedischen Medizin wird Lemongras als Gegenmittel bei Virusinfektionen und zur Behandlung von Cholera verwendet.

Raumluft
In die Duftlampe gibt man ca. 2–3 Tropfen Lemongras-Öl. Es ist stark raumluftreinigend. In Arbeitsräumen und im Auto fördert es die Konzentration und Aufmerksamkeit (2–3 Tropfen auf ein Taschentuch träufeln). Dieser frisch-säuerliche Duft ist desodorierend, er verbreitet eine heitere, angenehme Atmosphäre und belebt die geistigen Fähigkeiten.

Inhalieren
1 Eßlöffel Honig mit ca. 2–3 Tropfen Lemongras-Öl mischen und in ca. $^1/_4$–$^1/_2$ Liter warmes Wasser einrühren. Der warme Lemongras-Dampf erzeugt Linderung bei Infekten, Verschleimung und Hautproblemen und wirkt desinfizierend und abwehrsteigernd.

Massage
In ca. 3–4 Eßlöffel eines fetten Basis-Öls (z.B. Mandel-Öl, Arnika-Öl usw.) mischt man 1–3 Tropfen Lemongras-Öl und reibt damit die Haut, Muskeln und Gelenke ein. Die belebende Wirkung dieses Öls führt zur Verbesserung der Hautfunktion und zur Stärkung des Bindegewebes sowie zur Aktivierung des Lymphflusses. Auch bei grippalen Infekten mit Gliederschmerzen, bei Magen-Darm-Störungen (Solarplexus-Bauchregion im Uhrzeigersinn behandeln) sowie bei Krampfadern (hier sehr zarte Streichungen vornehmen) erreicht man eine Entlastung der Beschwerden.
Bei der Fußreflexzonen-Massage wird die Antriebsarmut abgebaut, die Entschlackung angeregt und die körperlichen und geistigen Fähigkeiten stimuliert.

Kompresse
1 Eßlöffel Honig mit ca. 2–3 Tropfen Lemongras-Öl mischen und in $^1/_4$–$^1/_2$ Liter Wasser einrühren. Diese Behandlung wirkt entschlackend bei Hautproblemen sowie krampflösend und schmerzlindernd bei Verdauungsstörungen und Infekten.

Vollbad
2–3 Eßlöffel Honig mit ca. 5–6 Tropfen Lemongras-Öl mischen und in das eingelassene Badewasser einrühren. Dieses erfrischende Bad wirkt belebend und aktivierend in Ermüdungsphasen sowie bei Hautproblemen und dient der Entschlackung und Kräftigung des Gewebes. Bei Fieber nicht baden.

Fußbad
1–2 Eßlöffel Honig mit ca. 2–3 Tropfen Lemongras-Öl mischen und in das eingelassene Wasser einrühren. Müde und strapazierte Beine und Füße werden durch dieses desodorierende Bad erfrischt und belebt.

Haushalt
In etwas Flüssigseife oder flüssiges Putzmittel ca. 2–3 Tropfen Lemongras-Öl mischen und in das eingelassene Wischwasser geben bzw. 2–3 Tropfen auf den Staubsaugerbeutel oder in die Möbel-

politur träufeln. Zum Desodorieren bzw. Desinfizieren von Kran-kenzimmern auf 250 ml warmes Wasser 1 Teelöffel Lemongras-Öl in den Zerstäuber geben, gut schütteln und damit mehrmals täglich das Krankenzimmer aussprühen.

Küche

Lemongras-Öl eignet sich gut zum Verfeinern von Erfrischungs-getränken, Desserts, Quarkspeisen, Salaten, Früchten, Soßen, Gemüsen, Hülsenfrüchten, Getreideprodukten, Fisch-, Geflügel- und Fleischgerichten sowie Eierspeisen. Sehr sparsam dosieren! 1 Tropfen mit etwas Honig oder Speiseöl mischen und damit abschmecken. Dieses Öl wirkt verdauungsfördernd.

Sternzeichen	Wassermann
Planet	Uranus
Element	Luft, etwas Feuer
Schwingungsebene	Kopfnote

Limette

Botanischer Name	Citrus medica, C. limetta, C. aurantifolia
Botanische Familie	Rutaceae
Vorkommen	Südeuropa, Mittelmeerregion, Indien, Südchina
Gewinnung	Kaltpressung der Limettenschalen (100 kg Schalen → 1 Liter Öl)
Bestandteile	Limonen, Citral, Cumarine, Flavonoide

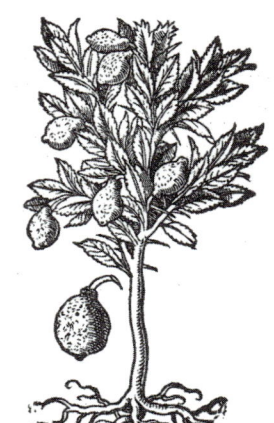

Duftnote

Fein-herber, fruchtiger Duft

Psyche

Limetten-Öl wird bei geistiger und körperlicher Ermüdung, Mangel an Konzentration und bei Niedergeschlagenheit verwendet. Es fördert Heiterkeit, Freundlichkeit und Toleranz, ist aufmunternd, antidepressiv und leicht erotisierend, es steigert die Konzentrationsfähigkeit, Phantasie und Arbeitslust.

Anwendung

Limetten-Öl leistet im Bereich der Kosmetik gute Dienste. Seine pflegende und hautstraffende Wirkung wird bei normaler wie auch bei fetter und unreiner Haut, bei Akne, Hautproblemen, Faltenbildung und Cellulite geschätzt. Es besitzt antiseptische Eigenschaften und erweist sich als hilfreich bei Infektionskrankheiten, Blutarmut, Magen- und Darmbeschwerden, Leber- und Gallenleiden. Es ist verdauungsfördernd, blähungswidrig, appetitanregend, blutstillend, harntreibend und desinfizierend bei Wunden.

Raumluft

In die Duftlampe gibt man ca. 3–4 Tropfen Limetten-Öl. Dieser dezent-spritzige Duft ist raumluftreinigend, erheitert das Gemüt und vermittelt eine phantasievolle und leicht erotische Stimmung.

Inhalieren

1 Eßlöffel Honig mit ca. 1–3 Tropfen Limetten-Öl mischen und in ca. $1/4$–$1/2$ Liter warmes Wasser einrühren. Der warme Limetten-Dampf bringt Erleichterung bei Infekten, ist schleimlösend

bei Husten und Schnupfen und desinfizierend bei Hautproblemen.

Bedampfungsgerät

Das dezent duftende Limetten-Öl eignet sich gut zur apparativen Gesichts- und Hautbehandlung bei Hautunreinheiten, Faltenbildung und zur Hautstraffung.

Massage

3–4 Eßlöffel eines fetten Basis-Öls (z.B. Jojoba-Öl, Ringelblumen-Öl usw.) mit 2–3 Tropfen Limetten-Öl mischen und die Haut sowie den Magen-Darm-Bereich (Solarplexus-Bauchregion im Uhrzeigersinn behandeln) damit einreiben. Diese Anwendung strafft und belebt die Haut und das Bindegewebe, unterstützt die Cellulite-Behandlung, wirkt lindernd bei grippalen Infekten, Gliederschmerzen, Muskelkater und krampfösend bei Verdauungsbeschwerden.
Bei der Fußreflexzonen-Massage werden die körperlichen und geistigen Ermüdungsphasen reduziert und eine entschlackende, belebende Wirkung erzielt.

Kompresse

1 Eßlöffel Honig mit ca. 2–3 Tropfen Limetten-Öl mischen und in ca. 1/4–1/2 Liter Wasser einrühren. Der günstige Einfluß auf fette, strapazierte und unreine Haut sorgt für mehr Spannkraft und Elastizität, ist blutstillend und desinfizierend bei Wunden und Hautschäden.

Vollbad

2–3 Eßlöffel Honig mit ca. 3–6 Tropfen Limetten-Öl mischen und in das eingelassene Badewasser einrühren. Dieses dezent duftende, erfrischende Bad fördert den Energiefluß und die Hautvitalisierung, bringt Erleichterung bei Infekten und stimmt heiter und freundlich. Bei Fieber nicht baden.

Haushalt

Mit 1–2 Tropfen Limetten-Öl im letzten Spülgang der Waschmaschine erhält die Wäsche eine zart dezente Duftnote.

Küche

Limetten-Öl eignet sich vorzüglich zum Verfeinern wohlschmeckender Erfrischungsgetränke wie Eistee und Limonade, ferner von Kompott und Obstsalat, Quarkspeisen, Gebäck, Soßen, Cremes und Reisgerichten. Sparsam dosieren! 1–2 Tropfen mit etwas Honig mischen und damit abschmecken.

Raumpflege

In 1 Eßlöffel Flüssigseife (wahlweise flüssiges Putzmittel) 3–4 Tropfen Limetten-Öl mischen und in das eingelassene Wischwasser einrühren bzw. auf den Staubsaugerbeutel träufeln. Der erfrischende Duft ist raumluftreinigend und leicht desinfizierend.

Hinweis Limetten-Öl nicht unmittelbar zum Sonnenbaden verwenden, da es zu Fotosensibilisierung (Lichtflecken auf der Haut) kommen kann.

Sternzeichen	Zwilling
Planet	Saturn
Element	Luft, etwas Erde
Schwingungsebene	Kopfnote

Litsea cubeba

Botanischer Name	Litsea cubeba
Botanische Familie	Lauraceae
Vorkommen	China, Asien
Gewinnung	Wasserdampfdestillation der Früchte
Bestandteile	Citral

Duftnote

Blumig-feiner Zitronenduft

Psyche

Litsea-cubeba-Öl wird bei geistiger und körperlicher Ermüdung, psychischen Verstimmungen und Gedankenlosigkeit verwendet. Es erfrischt Geist und Gemüt, ist konzentrationsfördernd, belebend und anregend, fördert sanfte Heiterkeit und Zuversicht und ordnet die zerstreute Gedankenwelt.

Anwendung

Im kosmetischen Bereich zeichnet sich Litsea-cubeba-Öl durch seine hautstraffenden und belebenden Eigenschaften aus. Deshalb wird es bei normaler wie auch bei fetter und strapazierter Haut gleichermaßen verwendet. Bei Hautunreinheiten und Akne sowie anderen Hautproblemen leistet es gute Dienste. Des weiteren ist es entzündungshemmend und desodorierend. Es lindert Verdauungsstörungen und Blähungen, Leber- und Gallebeschwerden, Muskel- und Gelenkschmerzen, Mattigkeit und körperliche Schwäche.

Raumluft

In die Duftlampe gibt man ca. 3–4 Tropfen Litsea-cubeba-Öl. Bei längeren Autofahrten (2–3 Tropfen auf ein Taschentuch träufeln) verhilft es zu besserer Aufmerksamkeit und Konzentration. Dieser fein-frische Duft stimmt heiter und anregend, er wirkt inspirierend und konzentrationsfördernd, vermittelt geistige Frische und verbreitet eine locker fröhliche Atmosphäre.

Inhalieren

1 Eßlöffel Honig mit 1–2 Tropfen Litsea-cubeba-Öl mischen und in ca. $1/4$–$1/2$ Liter Wasser einrühren. Der warme Litsea-cubeba-Dampf ist desinfizierend bei Infekten und Hautunreinheiten.

Bedampfungs-gerät

Der sanft aktivierende Litsea-cubeba-Duft eignet sich gut zur apparativen Gesichts- und Hautbehandlung, er belebt die müde und erschöpfte Haut.

Massage

In 3–4 Eßlöffel eines fetten Basis-Öls (z.B. Jojoba-Öl, Macadamia-nuß-Öl usw.) 2–3 Tropfen Litsea-cubeba-Öl mischen und die Haut damit einreiben. Die sanft belebende Wirkung dieser Behandlung ist bei müder und welker Haut, bei Hautunreinheiten und bei Falten-bildung unterstützend. Auch Verdauungsbeschwerden (Solarplexus-Bauchregion im Uhrzeigersinn behandeln), Muskel- und Gelenk-schmerzen sowie körperliche Erschöpfung werden durch diese An-wendung angenehm entspannt und tonisiert.
Bei der Fußreflexzonen-Massage verflüchtigen sich körperliche Er-müdung und geistige Erschöpfung; Fröhlichkeit, Harmonie und Aufmerksamkeit erhalten neue Impulse.

Kompresse

1 Eßlöffel Honig mit ca. 2–3 Tropfen Litsea-cubeba-Öl mischen und in $^{1}/_{4}$–$^{1}/_{2}$ Liter Wasser einrühren. Die erfrischende Anwendung belebt und aktiviert müde und gestreßte Haut und ist desinfizierend bei Hautunreinheiten.

Vollbad

2–3 Eßlöffel Honig mit ca. 3–6 Tropfen Litsea-cubeba-Öl mischen und in das eingelassene Badewasser einrühren. Bei Streß und Ermü-dungserscheinungen wirkt dieses erfrischende Bad belebend und aktivierend und vermittelt Heiterkeit und Wohlbefinden.

Haushalt

Mit 1–2 Tropfen Litsea-cubeba-Öl im letzten Spülgang der Wasch-maschine erhält die Wäsche eine fein-blumige Duftnote.

Raumpflege

1 Eßlöffel Flüssigseife (wahlweise flüssiges Putzmittel) mit 3–4 Tropfen Litsea-cubeba-Öl mischen und in das eingelassene Wischwasser einrühren bzw. auf den Staubsaugerbeutel träufeln. Der erfrischende, raumluftreinigende Duft stimmt heiter und gelöst.

Hinweis

Litsea-cubeba-Öl nicht unmittelbar zum Sonnenbaden verwenden, da es zu Fotosensibilisierung (Lichtflecken auf der Haut) kommen kann.

Sternzeichen	Zwilling
Planet	Merkur
Element	Luft
Schwingungsebene	Kopfnote

Lorbeer

Botanischer Name	Laurus nobilis
Botanische Familie	Lauraceae
Vorkommen	Kleinasien, Mittelmeerregion
Gewinnung	Wasserdampfdestillation der Blätter / Früchte (ca. 50 kg Pflanzenmaterial → 1 Liter Öl)
Bestandteile	Bis zu ca. 50 % Cineol, α-Pinen, Eugenol, Geraniol, Linalool, Phellandren, Sesquiterpen, Sesquiterpenalkohol

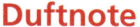

Duftnote

Aromatisch-würziger Duft

Psyche

Lorbeer-Öl ist bei geschwächter psychischer Konstitution mit Ohnmachtsneigung und Schwindel angezeigt. Es unterstützt und tonisiert das labile Nervensystem, wirkt kräftigend auf den Allgemeinzustand und baut das Selbstvertrauen auf.

Anwendung

Lorbeer-Öl findet bei vielen Hautproblemen Anwendung, da es antiseptisch und desinfizierend wirkt. Ferner wird es bei grippalen Infekten, Fieber, Bronchitis, Asthma, Atemnot mit Sauerstoffmangel, Verkrampfungen im Brustbereich mit Herzbeschwerden und bläulicher Verfärbung der Haut, Störungen im Magen-Darm-Bereich, bei Blähungen, Übelkeit, Erbrechen, bei der Reisekrankheit, Koliken und Krämpfen sowie Leberleiden geschätzt. Es hat sich bei Muskelverspannungen, rheumatischen Beschwerden, Gelenksteife, Zerrungen, Knötchenbildung an den Fingern, Wunden und Verletzungen bewährt und wird auch in der Tiermedizin erfolgreich eingesetzt.

Raumluft

In die Duftlampe gibt man ca. 3–4 Tropfen Lorbeer-Öl. Dieser würzige Duft verbessert und entkrampft die Atmung, er wirkt desinfizierend bei Infekten, verbreitet eine entspannte Atmosphäre und baut das Selbstwertgefühl auf.

Massage

4–5 Eßlöffel eines fetten Basis-Öls (z.B. Sesam-Öl, Macadamianuß-Öl, Mandel-Öl usw.) mit 1–3 Tropfen Lorbeer-Öl mischen und damit die Haut, Schultern, Rücken, Brust, Ober- und Unterbauch (Solarplexus-Bauchregion im Uhrzeigersinn), Finger, Muskeln und

Gelenke bei Bedarf damit einreiben. Diese Behandlung ist desinfizierend bei Hautproblemen, schmerzlindernd bei Nacken- und Schulter- sowie Rückenverspannungen, bei Knötchenbildung an den Gelenken, bei Verkrampfungen im Brustbereich, Spasmen in der Magen-Darm-Region, bei Zerrungen und rheumatischen Erscheinungen. Bei der Fußreflexzonen-Massage werden Beklemmungen und Schwächezustände reduziert, die Ausleitung von Schlackstoffen angeregt und das körperliche Wohlbefinden gesteigert.

Kompresse

1 Eßlöffel Honig mit ca. 3–5 Tropfen Lorbeer-Öl mischen und in ca. $^1/_4$–$^1/_2$ Liter Wasser einrühren. Diese Anwendung ist bei unreiner Haut, bei Gelenksteife, Zerrungen und Verkrampfungen sowie Verletzungen hilfreich.

Haarpflege

2–3 Tropfen Lorbeer-Öl in etwas Shampoo mischen und den Kopf damit einschäumen. Vor dem Nachspülen etwas einziehen lassen. Diese Anwendung hat sich bei Haarausfall nach Infektionskrankheiten (z.B. Typhus) gut bewährt.

Vollbad

2–3 Eßlöffel Honig mit ca. 5–8 Tropfen Lorbeer-Öl mischen und in das eingelassene Badewasser einrühren. Dieses kräftigende Bad lindert Hautprobleme, löst Muskel- und Gelenkverspannungen und stabilisiert das psychische und physische Gleichgewicht. Bei Fieber nicht baden.

Küche

Lorbeer ist seit alters her ein beliebtes Gewürz, das bei Suppen, Fleisch-, Fisch-, Geflügel- und Reisgerichten, bei Hülsenfrüchten, Gemüsen, aber auch bei einigen Süßspeisen verwendet wird. Sehr sparsam dosieren. 1 Tropfen Lorbeer-Öl mit etwas Speiseöl oder Honig mischen und damit abschmecken.

Tierpflege

Einige Tropfen Lorbeer-Öl mit etwas fettem Öl mischen und auf Wunden bzw. Verletzungen tupfen oder bei Gelenkproblemen einreiben. Man hat mit dieser Anwendung gute Erfolge bei Kühen mit Knotenbildung am Euter erzielt. Bei einigen Beschwerdebildern haben sich auch Kompressen wie oben beschrieben bewährt.

Hinweis

Lorbeer-Öl kann unter Umständen durch seinen Eugenolgehalt Metall angreifen und sollte deshalb nicht damit in Berührung gebracht werden.

Sternzeichen	Schütze
Planet	Mars
Element	Erde
Schwingungsebene	Basisnote

Macisblüte, Muskatblüte

Botanischer Name	Flores macidis
Botanische Familie	Myristicaceae
Vorkommen	Molukken, Ceylon, Westindien
Gewinnung	Wasserdampfdestillation der Muskatblüten (60–80 kg Samenmäntel → 1 Liter Öl)
Bestandteile	Myristicin, Borneol, Camphen, Cymol, Dipenten, Geraniol, Linalool, Pinen, Safrol, Terpineol und Essig-, Butter-, Kapryl-, Ameisen- und Myristinsäure

Duftnote

Warm-würziger, weicher Duft

Psyche

Macisblüten-Öl ist angezeigt bei darniederliegenden psychischen und körperlichen Kräften, bei reduziertem Allgemeinzustand, depressiver Verstimmung, Konzentrationsstörungen, Schläfrigkeit, Benommenheit, innerem Zittern und Flattern sowie bei Überempfindlichkeit gegen Gerüche. Es stimuliert das innere Gleichgewicht, besänftigt die überreizten Nerven, ordnet die verwirrte Gedankenwelt, mobilisiert die Kraftreserven, beruhigt das überlastete Nervensystem und schenkt innere Wärme und Zuversicht.

Anwendung

Macisblüten-Öl hat aufbauende und vitalisierende Eigenschaften. Dieses Öl ist durchblutungsfördernd und spendet Energie und Widerstandsfähigkeit bei Ohnmachtsneigung, Nasenbluten, grippalen Infekten der oberen Luftwege, Magen- und Darmstörungen, Hämorrhoiden, Blähungen, Schluckauf, Leber-Gallen-Beschwerden sowie Muskel- und Gelenkschmerzen. Auch nach überstandenen, kräftezehrenden Krankheiten unterstützt es den Genesungsprozeß.

Raumluft

In die Duftlampe gibt man ca. 3–4 Tropfen Macisblüten-Öl. Dieser weich-würzige Duft wirkt aufbauend und stabilisierend, er stärkt die reduzierten Körperkräfte und unterstützt das labile Nervensystem.

Massage

4–5 Eßlöffel eines fetten Basis-Öls (z.B. Mandel-Öl, Macadamianuß-Öl usw.) mit 1–2 Tropfen Macisblüten-Öl mischen und Brust, Rücken, Muskeln, Gelenke sowie Ober- und Unterbauch (Solarplexus-Bauchregion im Uhrzeigersinn behandeln) damit einreiben.

Diese durchblutungsfördernde, krampflösende und tonisierende Massage lindert Infekte, Magen-, Darm-, Leber- und Galle-Störungen sowie Muskel- und Gelenkbeschwerden.
Bei der Fußreflexzonen-Massage werden depressive Verstimmungen und körperliche Schwäche abgebaut und die Aktivität und das Konzentrationsvermögen gesteigert.

Kompresse

1 Eßlöffel Honig mit 1–3 Tropfen Macisblüten-Öl mischen und in ca. $^1/_4$–$^1/_2$ Liter warmes Wasser einrühren. Diese desinfizierende und durchblutungsfördernde Anwendung lindert Hautprobleme, Muskel- und Gelenkschmerzen sowie Verspannungen und Koliken.

Küche

Gemahlene Macisblüte eignet sich hervorragend zum Verfeinern von Suppen, Braten, Soßen, Gemüsen, Reis- und Kartoffelgerichten. Mit Rücksicht auf die unten aufgeführte Wirkung sollte man auf Macisblüten-Öl in der Küche verzichten.

Hinweis

Macisblüten-Öl nicht in der Schwangerschaft verwenden. In größeren Mengen kann dieses Öl zu Rauschzuständen, schwerem Kopfweh, Krämpfen, Übelkeit, Allergien und Vergiftungen führen. Seine durchblutungsfördernden Eigenschaften können bei empfindlicher Haut Irritationen hervorrufen, deshalb niemals pur verwenden. Zur Sicherheit vorher einen kleinen Hauttest mit verdünntem Macisblüten-Öl durchführen.

Sternzeichen	Löwe
Planet	Sonne
Element	Feuer, Erde
Schwingungsebene	Basisnote

Majoran

Botanischer Name	Origanum majorana
Botanische Familie	Labiatae
Vorkommen	Europa, Mittelmeerregion, Asien
Gewinnung	Wasserdampfdestillation des blühenden Krauts (100–200 kg Blütenknospen → 1 Liter Öl)
Bestandteile	Über 80 % Phenole (Carvacrol und Thymol), Borneol, Kampfer, Cineol, Cymen, Pinen, Sabinen, Terpineol

Duftnote

Kräftiger, warm-würziger Duft

Psyche

Majoran-Öl ist bei nervöser Unruhe, Streß, Überforderung und seelischem Ungleichgewicht angezeigt. Es hat ausgleichende und harmonisierende Eigenschaften, beruhigt und stärkt die überreizten Nerven, ist hilfreich bei Angstzuständen und Einschlafstörungen, vertreibt die pessimistischen Stimmungen und negativen Einstellungen, stimuliert die erotischen Gefühle und schenkt Energie für künftige Aufgaben.

Anwendung

Majoran-Öl ist stark antiseptisch und wird bei Hautproblemen, bei Akne, unreiner Haut und Ekzemen eingesetzt. Es besitzt entzündungshemmende Eigenschaften, die ihre Wirkung bei Zahnschmerzen, Infekten der Mundschleimhaut, bei Erkältungen, Schnupfen, Stirnhöhlenentzündungen, bei Verschleimung, Husten, Bronchitis, Asthma und bei Magen-Darm-Störungen zeigen. Seine durchblutungsfördernde Wirkung wird bei Gelenk- und Gliederschmerzen, Gicht, Rheuma, Arthritis und Muskelkater eingesetzt. Es ist krampflösend bei Migräne und schmerzhafter Menstruation. Außerdem wird ihm eine blutdrucksenkende Wirkung zugesprochen.

Raumluft

In die Duftlampe gibt man ca. 3–4 Tropfen Majoran-Öl. Dieser aromatische Duft ist nervenstärkend und beruhigend, er besänftigt Angstgefühle, stimmt optimistisch und zuversichtlich und eignet sich auch als Einschlafhilfe.

Inhalieren

1 Eßlöffel Honig mit ca. 1–2 Tropfen Majoran-Öl mischen und in ca. $^1/_4$–$^1/_2$ Liter warmes Wasser einrühren. Der warme Majoran-

Dampf löst Verschleimungen bei Infekten, lindert Schnupfen und Husten, ist entzündungshemmend und desinfizierend.

Massage

4–5 Eßlöffel eines fetten Basis-Öls (z.B. Kamillen-Öl, Johanniskraut-Öl usw.) mit 1–2 Tropfen Majoran-Öl mischen und Haut, Brust, Bauch (Solarplexus-Bauchregion im Uhrzeigersinn behandeln), Rücken und Gelenke damit einreiben. Diese besänftigende Massage wirkt lindernd bei Infekten, Schnupfen, Husten, Verschleimung, Bronchitis, bei Magen-Darm-Störungen, Gelenkbeschwerden, Muskel- und Nervenschmerzen, Verspannungen und Krämpfen. Bei der Fußreflexzonen-Massage werden Verkrampfungen gelindert, Angstzustände abgebaut und das Immunsystem stimuliert.

Kompresse

1 Eßlöffel Honig mit ca. 1–3 Tropfen Majoran-Öl mischen und in ca. $^1/_4$–$^1/_2$ Liter Wasser einrühren. Diese entzündungshemmende Anwendung ist bei unreiner und irritierter Haut angezeigt, sie löst Schmerzen, Krämpfe, Verspannungen und ist wundheilend.

Mundhygiene

1–2 Tropfen Majoran-Öl in warmes Wasser mischen und damit gurgeln und den Mund spülen. Die entzündungshemmende Wirkung ist bei Problemen im Mund- und Rachenbereich sowie bei Zahnfleischentzündungen und Zahnschmerzen hilfreich.

Vollbad

2–3 Eßlöffel Honig mit ca. 3–6 Tropfen Majoran-Öl mischen und in das eingelassene Badewasser einrühren. Dieses erholsame Bad wirkt krampflösend, entspannend, beruhigend, nervenstärkend und entzündungshemmend bei Infekten sowie tonisierend bei sexuellen Störungen. Bei Fieber nicht baden!

Küche

Majoran-Öl ist ein vorzügliches Gewürz zum Verfeinern von Kartoffel- und Reisgerichten, Gemüsen, Suppen, Soßen, Fleisch-, Geflügel- und Fischgerichten. Sehr sparsam dosieren! 1–2 Tropfen dieses Öls mit etwas Speiseöl mischen und damit abschmecken.

Hinweis

Majoran-Öl nicht während der Schwangerschaft verwenden. Auf dieses Öl sprechen ältere Menschen besonders gut an, wogegen bei jüngeren mitunter eine entgegengesetzte Wirkung auftritt. Man sollte deshalb darauf verzichten, dieses Öl bei Kindern einzusetzen.

Sternzeichen	Jungfrau, Steinbock
Planet	Saturn
Element	Feuer, etwas Luft
Schwingungsebene	Basisnote

Mandarine

Botanischer Name   Citrus reticulata, C. nobilis

Botanische Familie   Rutaceae

Vorkommen   Südeuropa, Mittelmeerregion, tropisches Asien, Amerika, Afrika

Gewinnung   Kaltpressung der frischen Mandarinenschalen (50 kg Mandarinenschalen → 1 Liter Öl)

Bestandteile   Anthranilsäuremethylester, Limonen, Geraniol, Terpenaldehyde (Citrol und Citronellol)

Duftnote

Lieblich-fruchtig feiner Duft

Psyche

Mandarinen-Öl ist bei gereizten Nerven, Unruhe, Angst, Trauer, seelischen Krisen und Unzufriedenheit angezeigt. Es stimmt heiter und beschwingt, ist antidepressiv, fördert die Inspiration und den Optimismus, läßt die alltäglichen Probleme klarer erscheinen und erleichtert den Weg zu deren Lösung. Es ist das bevorzugte Öl für das ungeborene Leben, für das Kinderzimmer, für Klassenräume, Wartezimmer und Arbeitsräume. Seine ausgleichende und harmonisierende Wirkung verleiht Freude und Zufriedenheit.

Anwendung

Mandarinen-Öl wird aufgrund seiner erfrischenden und tonisierenden Eigenschaften gern in Kosmetika sowohl bei der normalen als auch bei der Problemhaut verwendet. Es hat einen günstigen Einfluß auf das Verdauungssystem und ist krampflösend bei Verspannungen der Muskulatur. Seine sanft belebende Wirkung baut die darniederliegenden Kräfte nach Infekten und anderen Krankheiten wieder auf und stabilisiert das allgemeine Wohlbefinden.

Raumluft

In die Duftlampe gibt man ca. 3–4 Tropfen Mandarinen-Öl. Dieser lieblich-fruchtige Duft eignet sich gut für Kinder- und Klassenzimmer, Warteräume usw., er verbannt die Traurigkeit und Aggressionen, stimmt heiter, gelöst und friedfertig.

Bedampfungs-gerät

Mandarinen-Öl ist ein sehr beliebtes und oft verwendetes Öl zur Haut- und Gesichtsbehandlung, sowohl im Hinblick auf seine regenerierende Eigenschaft als auch auf seine besänftigende und heiter stimmende Wirkung.

Mandarine

Massage

4–5 Eßlöffel eines fetten Basis-Öls (z.B. Jojoba-Öl, Macadamia-nuß-Öl, Mandel-Öl usw.) mit ca. 2–3 Tropfen Mandarinen-Öl mischen und die Haut, Muskulatur und Gelenke damit einreiben. Diese besänftigende Behandlung dient als Hautschutz und Tonikum, ist hilfreich bei Verdauungsstörungen (Solarplexus-Bauchregion im Uhrzeigersinn behandeln), nervlichen Überreizungen sowie Muskelverspannungen und fördert das Wohlbefinden.
Bei der Fußreflexzonen-Massage werden Gereiztheit und Unruhe verringert, die seelischen und körperlichen Bedürfnisse harmonisiert und Zufriedenheit vermittelt.

Kompresse

1 Eßlöffel Honig mit ca. 2–3 Tropfen Mandarinen-Öl mischen und in $1/4$–$1/2$ Liter Wasser einrühren. Zur Tonisierung und Belebung der Haut sowie bei nervösen Verspannungen und Streß findet diese Behandlung dankbaren Anklang.

Vollbad

2–3 Eßlöffel Honig mit ca. 2–5 Tropfen Mandarinen-Öl mischen und in das eingelassene Badewasser einrühren. Die wohltuende, entspannende Wirkung ist bei nervlichen Überforderungen und Unruhe angezeigt, sie ist harmonisierend, ausgleichend, und nervenstärkend. Bei Fieber nicht baden!

Küche

Mandarinen-Öl eignet sich vorzüglich zum Verfeinern von Desserts wie Quarkspeisen, Obstsalat, Kompott, sowie von Erfrischungsgetränken, Eistee und Säften, zur Herstellung von Soßen, Cremes, Speiseeis und Likören, zum Backen von Torten, Kuchen und Kleingebäck. Sparsam dosieren! Je nach Menge reichen 1–2 Tropfen meist aus.

Sternzeichen	Waage
Planet	Venus
Element	Luft, etwas Feuer
Schwingungsebene	Schwere Kopfnote

Melisse

Botanischer Name	Melissa officinalis
Botanische Familie	Labiatae
Vorkommen	Europa, Mittelmeerregion
Gewinnung	Wasserdampfdestillation des Melissenkrautes (7000 kg Melissenkraut → 1 Liter Öl)
Bestandteile	Citral, Citronellol, Geraniol, Limonen, Linalool, Pinen

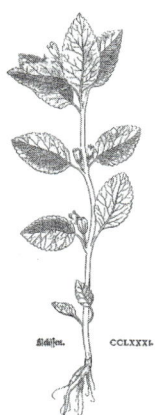

Duftnote

Leicht-frischer, zitrusähnlicher Duft

Psyche

Melissen-Öl findet Anwendung bei nervöser Unruhe, Angstzuständen (auch Prüfungsangst), Schlaflosigkeit, schlechten Träumen, überreizten Nerven, depressiven Verstimmungen, beruflichen und privaten Überforderungen, anhaltendem Streß, unkontrollierter Wut, Schock, Trauer und Wehmut. Es beruhigt die erregten Sinne, schenkt innere Gelassenheit und Frieden, verhilft zu entspanntem Schlaf und angenehmen Träumen und stärkt die psychischen Kraftreserven.

Anwendung

Melissen-Öl hat einen festen Platz in der Kosmetik. Es hat sich bewährt bei unreiner, fettiger, strapazierter, erschlaffter, welker und durch nervliche Anspannung und Ermüdung gekennzeichneter Haut. Auch Hautunreinheiten und andere Hautprobleme reagieren günstig auf die Behandlung mit Melissen-Öl. Es ist schleimlösend bei grippalen Infekten, krampflösend und tonisierend bei Herz-Kreislauf-Störungen, bei Schilddrüsenleiden, Schockzuständen, Verdauungsbeschwerden, Übelkeit und Erbrechen (auch während der Schwangerschaft), bei Reisekrankheit, Kopfschmerzen, Menstruations- und Wechseljahrbeschwerden. Aber auch die entzündungshemmende Wirkung hat sich bewährt bei virusbedingten Hauterscheinungen wie z.B. Lippenbläschen und Gürtelrose (Herpes-Infektion) sowie bei Erkältungskrankheiten und Insektenstichen. Dieses Öl stimuliert die körpereigene Abwehr, steigert körperliches Wohlbefinden, verlangsamt den Alterungsprozeß und verspricht ein langes Leben.

Raumluft

In die Duftlampe gibt man ca. 3–4 Tropfen Melissen-Öl. Dieser frische Duft vertreibt trübe Gedanken und Kummer, verhindert Grübeleien und Melancholie, entspannt die überreizten Nerven, verbreitet Harmonie, fördert das Wohlbefinden und dient als Einschlafhilfe.

Inhalieren

1 Eßlöffel Honig mit 1–3 Tropfen Melissen-Öl mischen und in ca. $^1/_4$–$^1/_2$ Liter warmes Wasser einrühren. Der warme Melissen-Dampf lindert Infekte, ist schleimlösend bei Schnupfen, Husten und Halsentzündungen sowie Verspannungen im Kopfbereich.

Bedampfungs-gerät

Melissen-Öl eignet sich gut zur Haut- und Gesichtsbehandlung bei Hautschäden sowie gestreßter und nervöser Haut.

Massage

4–5 Eßlöffel eines fetten Basis-Öls (z.B. Jojoba-Öl, Mandel-Öl usw.) mit 1–2 Tropfen Melissen-Öl mischen und die Haut, Stirn, Schläfen, hinter den Ohren, Nacken, Schultern, Brust, Rücken, Ober- und Unterbauch (Solarplexus-Bauchregion im Uhrzeigersinn behandeln), Muskeln und Gelenke nach Bedarf damit einmassieren. Diese besänftigende Massage löst Verkrampfungen der Muskulatur, lindert Infekte, nervöse Herzbeschwerden, Magen-Darm-Störungen, Gelenkprobleme und rheumatische Beschwerden, verbessert die Hautfunktion und fördert die Entspannung bei Nervenkrisen und Einschlafschwierigkeiten.
Bei der Fußreflexzonen-Massage werden Streß und Hektik beschwichtigt, seelische Wunden und Narben geglättet und der Allgemeinzustand stabilisiert.

Kompresse

1 Eßlöffel Honig mit 1–3 Tropfen Melissen-Öl mischen und in ca. $^1/_4$–$^1/_2$ Liter Wasser einrühren. Diese desinfizierende und entspannende Anwendung ist zu empfehlen bei Hautproblemen, Verkrampfungen im Galle-Magen-Darm-Bereich sowie bei Muskel- und Gelenkschmerzen.

Mundhygiene

1–2 Tropfen Melissen-Öl in warmes Wasser geben und den Mund spülen und gurgeln. Diese Anwendung verleiht frischen Atem und ist desinfizierend bei Zahnfleischentzündungen und Infekten im Rachenbereich.

Vollbad

2–3 Eßlöffel Honig mit 3–6 Tropfen Melissen-Öl mischen und in das eingelassene Badewasser einrühren. Dieses erholsame Bad wirkt entspannend und nervenstärkend, es lindert Infekte und Hautprobleme, verleiht Zufriedenheit und Zuversicht. Bei Fieber nicht baden.

Küche

Melissen-Öl eignet sich gut zum Verfeinern von warmen Tees oder Erfrischungsgetränken. Sehr sparsam dosieren! 1 Tropfen mit etwas Honig verrühren und auf eine größere Menge verteilen.

Hinweis

Melissen-Öl niemals pur oder in größeren Mengen verwenden, weil es zu unangenehmen Reaktionen führen kann. Da Melissen-Öl sehr teuer und schwer zu erhalten ist, wird nach dem Deutschen Arzneibuch folgende Rezeptur angefertigt: Eine Mischung von Zitronen-Öl und Citronella-Öl wird über Melissenblätter destilliert. Dieses Öl trägt die Bezeichnung Melissen-Öl indikum DAB 6.
Es handelt sich hierbei um ca. 93% naturbelassene, reine ätherische Öle und um ca. 7% „natürliche" bzw. „natur-identische" Stoffe.

Sternzeichen	Krebs, Fische, Waage
Planet	Mond, Jupiter, Venus
Element	Wasser, Feuer
Schwingungsebene	Herznote, Kopfnote

Muskatnuß

Botanischer Name	Myristica fragrans
Botanische Familie	Myristicaceae
Vorkommen	Molukken, Ceylon, Westindien, Antillen, Sumatra, Java
Gewinnung	Wasserdampfdestillation der zerkleinerten Muskatnuß (10–14 kg Muskatnuß → 1 Liter Öl)
Bestandteile	Myristicin, Borneol, Camphen, Cymol, Dipenten, Geraniol, Linalool, Pinen, Safrol, Terpineol und Essig-, Butter-, Kapryl-, Ameisen- und Myristinsäure

Duftnote

Würzig-warmer Duft

Psyche

Muskatnuß-Öl ist bei reduziertem Allgemeinzustand, Neigung zu Ohnmachtsanfällen, Schwindel, Gedächtnisschwäche, Schlafsucht, Benommenheit, Kopfschmerzen, Platzangst sowie Lach- und Weinkrämpfen angezeigt. Es erweist sich als wärmend und aufbauend, festigt das psychische Gleichgewicht, stabilisiert die seelische Verfassung und zeigt Lösungen für anstehende Probleme auf. Es fördert Phantasie und Kreativität und weckt neue Impulse zur Erkennung von Zukunftsperspektiven.

Anwendung

Muskatnuß-Öl wird aufgrund seines weichen Duftes und seiner durchblutungsfördernden, tonisierenden und antiseptischen Wirkung gern in Kosmetika verwendet. Es verhindert Mundgeruch, kräftigt das Verdauungssystem bei Magen-Darm-Beschwerden, Blähungen und Durchfall, bewährt sich bei Seekrankheit und Erbrechen, ist herzstärkend, wirkt schmerzlindernd und entzündungshemmend bei Infekten, Zahnschmerzen, Muskel- und Gelenkproblemen, Rheuma, Ischialgie, Neuralgien und Muskelverspannungen. Dieses Öl stärkt das innere Kräftepotential, vermittelt Energie, Mut und Zuversicht.

Raumluft

In die Duftlampe gibt man ca. 3–4 Tropfen Muskatnuß-Öl. Dieser wärmende Duft tonisiert die reduzierten Nerven, er wirkt kräftigend und aufbauend und stabilisiert das psychische Gleichgewicht.

Massage

4–5 Eßlöffel eines fetten Basis-Öls (z.B. Weizenkeim-Öl, Sesam-Öl usw.) mit 1–2 Tropfen Muskatnuß-Öl mischen und nach Bedarf Haut, Muskeln und Gelenke sowie Ober- und Unterbauch (Solarplexus-Bauchregion im Uhrzeigersinn behandeln) damit einreiben. Diese krampflösende Massage ist bei Dysfunktionen der Haut, Magen-Darm-Störungen, Gelenk- und Muskelschmerzen mit Durchblutungsstörungen und Nervenschmerzen, Ischias und Neuralgien wirksam.
Bei der Fußreflexzonen-Massage werden Schwächezustände und psychische Fehlreaktionen vermindert sowie aktivierende Impulse zur Durchführung anstehender Aufgaben vermittelt.

Kompresse

1 Eßlöffel Honig mit 1–3 Tropfen Muskatnuß-Öl mischen und in $^1/_4$–$^1/_2$ Liter Wasser einrühren. Diese durchblutungsfördernde Anwendung ist zu empfehlen bei Hautproblemen sowie Muskelverspannungen und Gelenkschmerzen.

Küche

Muskatnuß eignet sich gut zur Verfeinerung von Suppen, Soßen, Fleisch-, Geflügel- und Gemüsegerichten. Auf einer Spezialreibe wird die Muskatnuß zerrieben. Mit Rücksicht auf die unten aufgeführte Wirkung sollte man auf das Muskatnuß-Öl in der Küche verzichten.

Hinweis

Muskatnuß-Öl nicht in der Schwangerschaft verwenden. In größeren Mengen kann dieses Öl zu Rauschzuständen, schwerem Kopfweh, Krämpfen, Übelkeit, Allergien und Vergiftungen führen. Seine durchblutungsfördernden Eigenschaften können bei empfindlicher Haut Irritationen hervorrufen, deshalb niemals pur verwenden. Zur Sicherheit vorher einen Hauttest mit verdünntem Muskatnuß-Öl durchführen.

Sternzeichen	Löwe
Planet	Sonne
Element	Erde, Feuer
Schwingungsebene	Basisnote

Muskatellersalbei

Botanischer Name   Salvia sclarea

Botanische Familie   Labiatae

Vorkommen   Südeuropa

Gewinnung   Wasserdampfdestillation des frischen Muskatellersalbeikrauts (1000 kg Blätter → 1 Liter Öl)

Bestandteile   Linalool und Linalazetat sind die wichtigsten Inhaltsstoffe

Duftnote
Warm-holziger Duft

Psyche
Muskatellersalbei-Öl wird bei Angstzuständen, Weinerlichkeit, psychischen Überreaktionen und geistigen Erschöpfungszuständen verwendet. Es stärkt das Nervensystem, stabilisiert das seelische Gleichgewicht, fördert die Inspiration, Kreativität und schöpferische Schaffenskraft, weckt die Sensibilität für künstlerische Gestaltung und stimuliert den überhorizontalen Weitblick.

Anwendung
Muskatellersalbei-Öl besitzt hautpflegende Eigenschaften und wird gern in kosmetischen Produkten verwendet bei müder, schlaffer und behandlungsbedürftiger Haut. Es wirkt entschlackend und tonisierend bei Akne, Ekzemen und Hautunreinheiten. Es ist entzündungshemmend bei grippalen Infekten des Rachens sowie der oberen Luftwege, bei Husten, Bronchitis, Stirn- und Kieferhöhlenbeschwerden, bei Schmerzen im Kiefer und in den Zähnen, Kopfschmerzen, bei erschöpfendem Schwitzen, bei Magen-Darm-Störungen, Blähungen, Verdauungsbeschwerden und Entzündungen der ableitenden Harnwege. Es wirkt stimulierend auf das Hormonsystem, ist menstruationsfördernd und hat einen günstigen Einfluß auf das Sexualverhalten bei Frigidität und Impotenz.

Raumluft
In die Duftlampe gibt man ca. 2–3 Tropfen Muskatellersalbei-Öl. Der würzige, eigenwillige Duft ist stark raumluftreinigend, er entspannt die gereizten Nerven und wirkt leicht euphorisierend, regt die Phantasie und Kreativität an.

Massage
4–5 Eßlöffel eines fetten Basis-Öls (z.B. Mandel-Öl, Macadamianuß-Öl usw.) mit 1–2 Tropfen Muskatellersalbei-Öl mischen und die Haut, Stirn, Kieferhöhlen- und Kieferbereich, hinter den Ohren,

Brust, Bauch (Solarplexus-Bauchregion im Uhrzeigersinn behandeln), Rücken und Kreuz nach Bedarf damit einreiben. Diese Behandlung wirkt entschlackend und desinfizierend bei Hautproblemen und tonisiert die Hautfunktion. Ferner hilt sie bei Kopfschmerzen, Infekten, Husten und Schnupfen, Nervenschmerzen im Gesicht und Kieferbereich, bei Blähungen und Verdauungsbeschwerden sowie bei Harnwegsinfektionen. Bei der Fußreflexzonen-Massage wird die Entschlackung der Lymphe und des Bindegewebes angeregt und das psychische Gleichgewicht normalisiert. Bei Einleitung der Geburt schützt diese Anwendung vor Dammrissen.

Kompresse

1 Eßlöffel Honig mit 1–2 Tropfen Muskatellersalbei-Öl mischen und in $^1/_4$–$^1/_2$ Liter Wasser einrühren. Diese Anwendung ist bei müder, welker oder unreiner Haut sowie bei Akne und Ekzemen empfehlenswert. Ferner bei Nervenschmerzen, Infekten und Verdauungsbeschwerden. Sie ist entzündungs- und schweißhemmend, entspannend und tonisierend.

Mundhygiene

Zum Mundspülen und Gurgeln sollte man aufgrund der unten aufgeführten möglichen Reaktionen auf Muskatellersalbei-Tee zurückgreifen, der desodorierend bei Mundgeruch und sehr unterstützend bei Entzündungen und Infekten im Mund- und Rachenbereich wirkt.

Vollbad

2–3 Eßlöffel Honig mit 3–5 Tropfen Muskatellersalbei-Öl mischen und in das eingelassene Badewasser einrühren. Dieses abwehrsteigernde Bad ist bei Infekten, übermäßigem Schwitzen, Nervenschmerzen und Harnwegsinfektionen angebracht. Es unterstützt den Genesungsprozeß, wirkt als Tonikum bei seelischen Krisen und Erschöpfungszuständen und stabilisiert den Allgemeinzustand. Bei Fieber nicht baden.

Fußbad

1 Eßlöffel Honig mit 1–3 Tropfen Muskatellersalbei-Öl mischen und in das eingelassene Wasser einrühren. Speziell bei Schweißfüßen erreicht man damit eine desodorierende Wirkung mit baldiger Linderung der Beschwerden.

Hinweis

Muskatellersalbei-Öl sehr sparsam anwenden, da es bei sensiblen Menschen zu Rauschzuständen führen kann. Nicht in der Schwangerschaft und nicht mit Alkohol und eisenhaltigen Mitteln verwenden.

Sternzeichen	Fische
Planet	Neptun
Element	Luft, Feuer
Schwingungsebene	Leichte Herznote

Myrrhe

Botanischer Name	Commiphora myrrha
Botanische Familie	Burseraceae
Vorkommen	Nord- und Ostafrika
Gewinnung	Durch Extraktion des Harzes (Resinoid) und durch Wasserdampfdestillation (12–15 kg Harz → 1 Liter Öl)
Bestandteile	Säuren (Essig-, Ameisen-, Myrrhol-, Palmitin-, Triterpensäure etc.), Alkohole, Aldehyde (Zimt-, Cuminaldehyd etc.), Zucker (Arabinose, Galaktose etc.), Phenole (Eugenol, m-Kresol), Harze und Terpene (Cadinen, Dipenten, Limonen, Pinen etc.)

Duftnote

Balsamisch, warm-würziger Duft

Psyche

Myrrhen-Öl ist bei Ruhelosigkeit, Pessimismus und psychischer Erschöpfung angezeigt. Es vollzieht den Ausgleich zwischen der geistigen und materiellen Welt. Seine harmonisierenden Eigenschaften wirken reinigend auf die Seele, verleihen Kraft, Zuversicht und Gelassenheit.

Anwendung

Myrrhen-Öl wurde bereits in der Antike zur Hautpflege verwendet. Es besitzt vitalisierende und entzündungshemmende Fähigkeiten, die bei der pflegebedürftigen und strapazierten, alternden Haut aktivierende Impulse vermitteln. Die antiseptische Wirkung wird auch bei der Mundhygiene erfolgreich eingesetzt, wenn es um Zahnfleischentzündungen, Druckstellen von Zahnprothesen und Zahnspangen, Zahnschmerzen, Halsentzündungen, Schleimansammlung und Infekte der oberen Luftwege, Husten und Bronchitis geht.

Raumluft

In die Duftlampe gibt man ca. 3–4 Tropfen Myrrhen-Öl. Es ist stark raumluftreinigend! Der milde, weiche Duft lädt zur Meditation und innerer Einkehr ein.

Inhalieren

1 Eßlöffel Honig mit ca. 2–4 Tropfen Myrrhen-Öl mischen und in ca. $^1/_4$–$^1/_2$ Liter warmes Wasser einrühren. Der warme Myrrhen-Dampf lindert Hautprobleme sowie Infekte der oberen Luftwege, er ist schleimlösend und entzündungshemmend.

Massage 4–5 Eßlöffel eines fetten Basis-Öls (z.B. Jojoba-Öl, Macadamianuß-Öl usw.) mit 1–3 Tropfen Myrrhen-Öl mischen und die Haut damit einreiben. Diese beruhigende Massage ist bei Hautunreinheiten, gestreßter und inaktiver Haut sowie bei Muskelverspannungen, Menstruations- und Hämmorrhoidalbeschwerden zu empfehlen. Bei der Fußreflexzonen-Massage werden die seelischen und körperlichen Bedürfnisse in harmonischen Einklang gebracht.

Mundhygiene In 1 Glas Wasser ca. 1–2 Tropfen Myrrhen-Öl träufeln und den Mund damit spülen und gurgeln. Seine desinfizierende Wirkung ist zu empfehlen bei Zahnfleischentzündungen und Infekten im Rachenraum.

Vollbad 2–3 Eßlöffel Honig mit ca. 3–6 Tropfen Myrrhen-Öl mischen und in das eingelaufene Badewasser einrühren. Dieses entzündungshemmende und beruhigende Bad wird erfolgreich bei Hautleiden, Narben, rheumatischen Beschwerden, Hämorrhoiden, ferner bei Erkältungen, bei nervlicher Überforderung und Erschöpfung eingesetzt. Es wirkt tonisierend auf Körper und Geist, verleiht Entspannung und Harmonie. Bei Fieber nicht baden.

Hinweis Nicht während der Schwangerschaft verwenden.

Sternzeichen	Jungfrau
Planet	Merkur
Element	Luft, etwas Wasser
Schwingungsebene	Leichte Herznote

Myrte

Botanischer Name	Myrtus communis
Botanische Familie	Myrtaceae
Vorkommen	Südeuropa, Mittelmeerregion
Gewinnung	Wasserdampfdestillation der frischen Blätter und blühenden Zweige (150–200 kg Blätter → 1 Liter Öl)
Bestandteile	Camphen, Cineol, Geraniol, Linalool, eine Myrtenol genannte Komponente, Pinol und Tannin

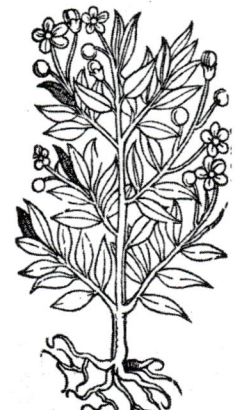

Duftnote

Leicht würziger Duft

Psyche

Myrten-Öl wird bei Unsicherheit, Ängstlichkeit, Stimmungs-schwankungen, psychischer Labilität und Identitätskrisen verwendet. Seine beruhigende und besänftigende Wirkung hat es zu einem bevorzugten Meditations-Öl gemacht. Es verleiht innere Kraft und Selbstvertrauen, weckt Hoffnung und Zuversicht und verbreitet Zufriedenheit und Harmonie.

Anwendung

Myrten-Öl findet häufig Anwendung in Kosmetika und wird aufgrund seiner entzündungshemmenden Fähigkeiten bei Akne, Ekzemen, Geschwüren, unreiner Haut sowie bei vielfältigen Hautproblemen sehr geschätzt. Es ist stark desinfizierend bei Infekten des Nasen- und Rachenraums, der oberen Luftwege, bei Schleimbildung, Husten, Bronchitis, bei Ohrenschmerzen, bei Problemen des Darms und der ableitenden Harnwege sowie bei Unterleibsbeschwerden und Hämorrhoiden. Ferner ist es schmerzstillend und entkrampfend bei Gelenk- und Muskelschmerzen.

Raumluft

In die Duftlampe gibt man ca. 3–4 Tropfen Myrten-Öl. Der balsamische Duft ist desinfizierend bei Infekten. Er vermittelt Gelassenheit, Zuversicht und Harmonie.

Inhalieren

1 Eßlöffel Honig mit 2–3 Tropfen Myrten-Öl mischen und in ca. $^1/_4$–$^1/_2$ Liter warmes Wasser einrühren. Der warme Myrten-Dampf lindert Hautprobleme, Infekte der oberen Luftwege, er ist schleimlösend und desinfizierend.

Massage

3–4 Eßlöffel eines fetten Basis-Öls (z.B. Kamillen-Öl, Ringelblumen-Öl usw.) mit ca. 2–4 Tropfen Myrten-Öl mischen und die Haut, Brust, Rücken, Bauch (Solarplexus-Bauchregion im Uhrzeigersinn behandeln), Muskeln und Gelenke bei Bedarf damit einreiben. Diese entspannende Massage ist zu empfehlen bei Infekten, Magen-Darm-Störungen, Verkrampfungen, Muskel- und Gelenkproblemen.
Bei der Fußreflexzonen-Massage werden Stimmungsschwankungen harmonisch ausgeglichen und die inneren Kraftreserven aktiviert.

Kompresse

1 Eßlöffel Honig mit 2–3 Tropfen Myrten-Öl mischen und in ca. $^1/_4$–$^1/_2$ Liter Wasser einrühren. Diese entzündungshemmende Anwendung ist zu empfehlen bei Akne und Hautproblemen, bei Geschwüren, Hämorrhoiden, Muskel- und Gliederschmerzen.

Mundhygiene

1–2 Tropfen Myrten-Öl in warmes Wasser mischen und damit den Mund spülen und gurgeln. Es erfrischt den Atem, ist desinfizierend und schleimlösend bei Entzündungen der Atemwege und der Mundschleimhaut.

Vollbad

2–3 Eßlöffel Honig mit ca. 3–6 Tropfen Myrten-Öl mischen und in das eingelassene Badewasser einrühren. Dieses erholsame Bad lindert Hautleiden, löst Verspannungen und wirkt tonisierend auf Körper und Geist. Bei Fieber nicht baden!

Sternzeichen	Jungfrau
Planet	Merkur
Element	Luft, etwas Wasser
Schwingungsebene	Leichte Herznote

Naarde

Botanischer Name	Nardostachys jatamansi
Botanische Familie	Valerianaceae
Vorkommen	Himalaya
Gewinnung	Wasserdampfdestillation der Wurzeln des Baldriangewächses aus dem Himalaya-Gebiet, das ca. 4000 m ü.M. wächst. (100 kg Wurzeln → 1 Liter Öl)
Bestandteile	Isovaleriansäure

Duftnote

Herb-bitterer, weicher Duft

Psyche

Naarden-Öl wird bei nervlicher Überreizung durch Streß, Aufregungen, beruflicher und privater Überbelastung, Leistungsdruck, Hetze, Ärger und innerer Unruhe verwendet. Es besitzt harmonisierende, ausgleichende und auch tonisierende Eigenschaften und verhilft dem überreagierenden vegetativen Nervensystem zur Ruhe und Ordnung, zu erholsamem Schlaf und stabiler Gelassenheit zurückzufinden.

Anwendung

Naarden-Öl wirkt sehr besänftigend auf irritierte Hauterscheinungen und Allergien, es beruhigt Herzklopfen und nervöse Herzbeschwerden, Galle-, Magen- und Darmstörungen, Koliken, Migräne, Verspannungen der Muskulatur, Unterleibserkrankungen und Menstruationsbeschwerden sowie Krämpfe und Epilepsie.

Raumluft

In die Duftlampe gibt man ca. 3–4 Tropfen Naarden-Öl. Der weich-bittere Duft dämpft das überreizte Nervensystem, verbreitet Ruhe und Gelassenheit und wirkt ausgleichend und tonisierend.

Massage

4–5 Eßlöffel eines fetten Basis-Öls (z.B. Mandel-Öl, Johanniskraut-Öl usw.) mit 1–2 Tropfen Naarden-Öl mischen und Haut, Brust, Bauch, Rücken, Schläfen, Muskeln und Gelenke damit einreiben. Diese beruhigende Massage trägt zur Linderung von Hautirritationen, Migräne, Krämpfen und Koliken bei.
Bei der Fußreflexzonen-Massage werden Streß und innere Unruhe besänftigt und eine harmonisierende Wirkung auf das vegetative Nervensystem erreicht.

Kompresse

1 Eßlöffel Honig mit ca. 1–2 Tropfen Naarden-Öl mischen und in ca. $^1/_4$–$^1/_2$ Liter Wasser einrühren. Diese beruhigende Anwendung ist bei Hautproblemen, nervösem Herzklopfen, Verspannungen und Koliken zu empfehlen.

Vollbad

3–4 Eßlöffel Honig mit ca. 3–5 Tropfen Naarden-Öl mischen und in das eingelassene Badewasser einrühren. Dieses wohltuende Bad vermittelt bei nervlicher Überbelastung, Hektik und Streß ausgleichende Ruhe und fördert das Schlafbedürfnis. Bei Fieber nicht baden.

Hinweis

Naarden-Öl sehr sparsam verwenden.

Sternzeichen	Jungfrau
Planet	Merkur
Element	Erde, etwas Feuer
Schwingungsebene	Basisnote

Nelke

Botanischer Name	Syzygium jambolana, Eugenia caryophyllata
Botanische Familie	Myrtaceae
Vorkommen	Indien, Indonesien, Madagaskar, Sansibar, Réunion, Molukken, Tansania
Gewinnung	Wasserdampfdestillation aus den Blättern des Gewürznelkenstrauches (50 kg Blätter → 1 Liter Öl)
Bestandteile	Zu 70–80% Phenole, insbesondere Eugenol, ferner Aceteugenol, Benzoesäure, Benzylbenzoat, Furfurol, Sesquiterpene (β-Caryophyllen) und Vanillin

Duftnote

Würzig-weicher, kräftiger Gewürznelkenduft

Psyche

Nelken-Öl wird bei psychischen Blockaden, seelischen Konflikten und unbewältigten Vergangenheitsproblemen verwendet. Seine wärmende Energie durchflutet den erstarrten Seelenzustand, löst die Psyche aus der Umklammerung negativer Einflüsse und gewährt eine mentale Distanzierung zu den zurückliegenden Ereignissen. Es stärkt die Nerven und vermittelt Versöhnlichkeit, Zufriedheit und Harmonie.

Anwendung

Nelken-Öl ist desodorierend. Sein warmer, weicher Duft ist in einer Reihe von Kosmetika anzutreffen und wird auch zur Vertreibung von Insekten verwendet. Es ist entzündungshemmend bei Zahnschmerzen und Zahnfleischentzündungen sowie Infekten des Rachens, magenstärkend, verdauungsfördernd, blähungswidrig und lindert Durchfall. Es löst Verspannungen, wirkt geburtsfördernd, tonisiert den Allgemeinzustand und stimuliert das Sexualverhalten.

Raumluft

In die Duftlampe gibt man ca. 3–4 Tropfen Nelken-Öl. Einige Tropfen auf ein Tüchlein träufeln und ans Fenster legen, hält die lästigen Insekten fern. Sein weicher, warmer Duft hamonisiert das blockierte Nervensystem und schenkt Zufriedenheit und wärmende Energie.

Massage

3–4 Eßlöffel eines fetten Basis-Öls (z.B. Weizenkeim-Öl, Avocado-Öl usw.) mit 1–2 Tropfen Nelken-Öl mischen und die Haut und Gelenke damit einreiben. Diese entspannende Behandlung tonisiert den geschwächten und erholungsbedürftigen Allgemeinzustand und lindert Verkrampfungen im Verdauungsbereich (Solarplexus-Bauchregion im Uhrzeigersinn behandeln) sowie rheumatische Beschwerden, Muskel- und Gliederschmerzen.

Bei der Fußreflexzonen-Massage wird ein Durchbruch der psychischen Blockaden begünstigt, das Kräftepotential gestärkt und das seelische Gleichgewicht stimuliert.

Mundhygiene

In 1 Glas Wasser 1–2 Tropfen Nelken-Öl träufeln und damit den Mund spülen und gurgeln. Diese desodorierende und desinfizierende Anwendung ist bei Infekten im Rachen und bei Entzündungen der Mundschleimhaut und des Zahnfleischs hilfreich.

Küche

Nelken-Öl eignet sich vorzüglich zum Verfeinern von Fleisch, Wild, Geflügel und Fisch, einigen Gemüsesorten wie Rotkraut und Rosenkohl, zum Backen für Gewürzkuchen und Lebkuchen, zum Würzen von Glühwein, Backobst und Rumtopf. Sehr sparsam dosieren! 1–2 Tropfen mit etwas Speiseöl oder Honig verrühren und damit tropfenweise abschmecken.

Hinweis

Nicht in der Schwangerschaft verwenden. Ansonsten sehr sparsam dosieren, da bei sensibler Haut unter Umständen Irritationen auftreten können. Es ist ratsam, einen Hauttest mit verdünntem Nelken-Öl vorher durchzuführen. Aufgrund des Eugenol-Gehalts kann Nelken-Öl Metall angreifen.

Sternzeichen	Löwe
Planet	Sonne
Element	Erde, etwas Feuer
Schwingungsebene	Basisnote

Neroli

Botanischer Name	Citrus aurantium bigaradia
Botanische Familie	Rutaceae
Vorkommen	China, Vorderasien, Arabien, Mittelmeerregion
Gewinnung	Wasserdampfdestillation der frischen Blüten des Bitterorangenstrauches (1000–1500 kg Blüten $\rightarrow$ 1 Liter Öl)
Bestandteile	Essigsäureester, Dipenten, Terpineol, Farnesol, Geraniol, Indol, Jasmon, I-Camphen, α- und β-Pinen, Nerol und Nerolidol, sowie Benzoesäurespuren und ein paar Kohlenwasserstoffe

Duftnote

Lieblicher, warm-weicher Duft

Psyche

Neroli-Öl hat einen starken Bezug zu allen psychischen Ängsten und Nöten. Nervöse Überreaktionen, Unruhe, Schlafstörungen, Hysterie, Streßfaktoren, depressive Verstimmungen, unbewältigte, seelische Konflikte und Ausweglosigkeit gehören dazu. Dieses Öl hilft, die seelischen Narben zu heilen, es vermittelt Selbstvertrauen, Zuversicht, Hoffnung und eröffnet neue Lebensperspektiven.

Anwendung

Neroli-Öl ist sehr hautpflegend und -aktivierend. Speziell die empfindliche, dünne und trockene Haut mit Rötungen und feinen sichtbaren Äderchen (Couperose) auf den Wangen und im Gesicht wird durch dieses Öl sanft aufgebaut. Die krampflösenden Eigenschaften wirken sich günstig auf Herzklopfen, Bluthochdruck, Kopfschmerzen, Menstruationsbeschwerden sowie Magen- und Darmprobleme aus. Es wirkt tonisierend auf den geschwächten Allgemeinzustand, ist aphrodisierend und hilft, körperliche und seelische Tiefpunkte zu überbrücken.

Raumluft

In die Duftlampe gibt man ca. 2–3 Tropfen Neroli-Öl. Dieser feine, liebliche Duft ist ein Tonikum für Leib und Seele; er trägt dazu bei, Streßfaktoren und depressives Verhalten abzubauen sowie hoffnungsvolle Lebensperspektiven aufzuzeigen. Außerdem dient er als Einschlafhilfe.

Bedampfungs-gerät

Dieses zart duftende Öl eignet sich gut zur apparativen Gesichts- und Hautbehandlung speziell für die feine, empfindliche Haut.

Massage

4–5 Eßlöffel eines fetten Basis-Öls (z.B. Jojoba-Öl, Macadamianuß-Öl, Mandel-Öl usw.) mit 1 Tropfen Neroli-Öl mischen und die Haut, Schläfen, Nacken, Brust und Rücken bei Bedarf damit einreiben. Speziell die gestreßte und behandlungsbedürftige Haut sowie Couperose reagieren günstig auf diese Behandlung, aber auch Spannungskopfschmerz und nervöse Herzbeschwerden. Des weiteren werden aphrodisierende Impulse vermittelt.
Bei der Fußreflexzonen-Massage werden Unruhe und nervöse Ängste beschwichtigt, neue Hoffnung geweckt und das Vertrauen in die Zukunft bestärkt.

Kompresse

1 Eßlöffel Honig mit 1–3 Tropfen Neroli-Öl mischen und in ca. $^1/_4$–$^1/_2$ Liter Wasser einrühren. Diese besänftigende Anwendung ist als entschlackende Gesichtsbehandlung sowie bei Couperose und Verspannungen sehr empfehlenswert.

Vollbad

2–3 Eßlöffel Honig mit ca. 3–6 Tropfen Neroli-Öl mischen und in das eingelassene Badewasser einrühren. Dieses erholsame Bad wirkt mildernd bei Streß und Nervosität, stabilisiert das seelische und körperliche Allgemeinbefinden und vermittelt innere Ruhe und Ausgeglichenheit. Bei Fieber nicht baden!

Küche

Neroli-Öl eignet sich hervorragend zum Verfeinern von Erfrischungsgetränken, Obstsalat, Kompott und Quarkspeisen. Es fördert die Ausscheidung von Schlacken und wirkt tonisierend auf das Verdauungssystem und den Allgemeinzustand. Sehr sparsam verwenden! 1 Tropfen Neroli-Öl mit Honig mischen und damit abschmecken.

Italienisches Neroli

Sternzeichen	Löwe
Planet	Sonne
Element	Feuer, Erde
Schwingungsebene	Leichte Basisnote

Marokkanisches Neroli

Sternzeichen	Krebs
Planet	Mond
Element	Feuer, Erde
Schwingungsebene	Leichte Basisnote

Niauli

Botanischer Name   Melaleuka viridiflora

Botanische Familie   Myrtaceae

Vorkommen   Malaysia, Philippinen, Neu-Kaledonien, Australien

Gewinnung   Wasserdampfdestillation der frischen Blätter
(50–80 kg Blätter → 1 Liter Öl)

Bestandteile   Zu 50–60% Eucalyptol, einige Ester der Buttersäure und Isovaleriansäure, Limonen, Pinen und Terpineol

Duftnote   Aromatisch-kräftiger Duft

Psyche   Niauli-Öl ist bei geistiger und körperlicher Erschöpfung, Antriebsarmut, Ängstlichkeit und psychischer Labilität angezeigt. Es tonisiert das geschwächte Nervensystem, verleiht innere Kraft und Selbstvertrauen und vermittelt Ausgeglichenheit und Harmonie.

Anwendung   Niauli-Öl ist stark antiseptisch und findet bei Akne, Haut- und Schleimhautproblemen, Furunkeln und Wunden Anwendung. Es wird bei grippalen Infekten des Nasen- und Rachenraums, Bronchitis, Keuchhusten und asthmatischen Beschwerden, bei Magen- und Darmstörungen sowie bei Darmparasiten und Würmern, bei Nieren-, Blasen- und Harnwegsinfektionen, entzündlichen Unterleibserkrankungen, bei rheumatischen Erscheinungen, Muskel- und Gelenkschmerzen eingesetzt.

Raumluft   In die Duftlampe gibt man ca. 2–4 Tropfen Niauli-Öl. Sein aromatischer Duft wirkt desinfizierend bei Infekten, tonisierend, ausgleichend und harmonisierend bei geistiger und körperlicher Erschöpfung.

Inhalieren   1 Eßlöffel Honig mit 1–3 Tropfen Niauli-Öl mischen und in ca. $^1/_4$–$^1/_2$ Liter warmes Wasser einrühren. Der warme Niauli-Dampf lindert Infekte, Schnupfen, Stirnhöhlen- und Rachenentzündungen und ist schleimlösend.

Massage   4–5 Eßlöffel eines fetten Basis-Öls (z.B. Johanniskraut-Öl, Kamillen-Öl, Weizenkeimöl usw.) mit 1–3 Tropfen Niauli-Öl

mischen und damit die Haut, Stirn, Schläfen, Brust, Bauch (Solarplexus-Bauchregion im Uhrzeigersinn behandeln), Rücken, Muskeln und Gelenke nach Bedarf einreiben. Diese Behandlung bringt Erleichterung bei Infekten, Husten, Bronchitis, Hautproblemen, Darmstörungen, Blasenentzündung sowie Muskel- und Gelenkschmerzen.
Bei der Fußreflexzonen-Massage wird die Entschlackung des Gewebes angeregt sowie das Immunsystem stimuliert.

Kompresse

1 Eßlöffel Honig mit 1–3 Tropfen Niauli-Öl mischen und in ca. $^1/_4$–$^1/_2$ Liter Wasser einrühren. Diese entzündungshemmende Anwendung ist bei Hautproblemen, bei Darmstörungen und Muskelkater sowie bei rheumatischen Erscheinungen, bei Wunden und Abszessen angebracht.

Haarpflege

3–4 Tropfen Niauli-Öl in etwas Shampoo mischen und den Kopf damit einschäumen. Vor dem Nachspülen etwas einziehen lassen. Diese Behandlung ist hilfreich bei Kopfschuppen, Kopfhautjucken und -entzündungen sowie bei Haarwuchsproblemen und stumpfem, strapaziertem Haar. Zur Zwischenbehandlung in 10 ml warmes Wasser 3–4 Tropfen Niauli-Öl mischen und die Kopfhaut damit einreiben.

Mundhygiene

1–2 Tropfen Niauli-Öl in warmes Wasser geben und damit den Mund spülen und gurgeln. Diese desodorierende Anwendung erfrischt den Atem und ist desinfizierend bei Mundschleimhaut- und Rachenproblemen sowie bei Verschleimung, ferner bei Zahnfleischentzündungen, Druckstellen der Zahnprothese oder -spange und Parodontose.

Vollbad

2–3 Eßlöffel Honig mit ca. 3–6 Tropfen Niauli-Öl mischen und in das eingelassene Badewasser einrühren. Dieses wohltuende Bad lindert Entzündungen der Haut und Schleimhäute (Blasen- bzw. Unterleibsentzündung – hier sind auch Sitzbäder angebracht), ferner grippale Infekte und Erkältungen, des weiteren ist es tonisierend und harmonisierend bei seelischer und körperlicher Erschöpfung. Bei Fieber nicht baden.

Haushalt

In etwas Flüssigseife oder Putzmittel 2–3 Tropfen Niauli-Öl mischen und in das Wischwasser geben, bzw. 2–3 Tropfen auf den Staubsaugerbeutel oder in die Möbelpolitur träufeln. Zur Desinfizierung von Krankenzimmern in 200 ml warmes Wasser ca. 1 Teelöffel Niauli-Öl hinzufügen, gut verschütteln und mit dem Zerstäuber mehrmals täglich das Zimmer aussprühen.

Tierpflege In das Shampoo 3–6 Tropfen Niauli-Öl mischen und das Tier damit einschäumen. In ca. 100 ml Wasser 10–20 Tropfen Niauli-Öl mischen und das Fell damit einreiben oder besprühen. Dies hält die lästigen Parasiten wie Flöhe und Zecken fern. Ebenso den Schlafplatz und das Körbchen des Tieres mit dieser Mischung säubern und besprühen. Zur Versorgung von Wunden und Verletzungen Umschläge bzw. Einreibungen wie unter „Kompresse bzw. Massage" beschrieben anwenden.

Sternzeichen	Jungfrau
Planet	Merkur
Element	Luft, etwas Wasser
Schwingungsebene	Leichte Herznote

Orange

Botanischer Name	Citrus aurantium dulcis, C. aurantium sinensis
Botanische Familie	Rutaceae
Vorkommen	Asien, Afrika, Südeuropa, Mittelmeerregion, Amerika
Gewinnung	Kaltpressung der frischen Orangenschalen (200–300 kg Schalen → 1 Liter Öl)
Bestandteile	Bis zu 90 % aus Limonen, Aldehyde, Citral, Citronellol, Geraniol, Linalool, Anthranilsäure, n-Nonylalkohol und Terpineol

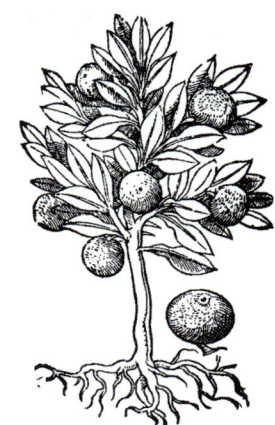

Duftnote

Frisch-spritziger Orangenduft

Psyche

Orangen-Öl ist bei depressiver Gemütsverfassung, nervlichen Reizzuständen, beruflichen und privaten Überforderungen und reduziertem Selbstvertrauen angezeigt. Dieses Öl erzeugt eine heitere, beschwingte Atmosphäre. Es ist leicht anregend und aktivierend, erhöht die Konzentrationsfähigkeit und verbreitet eine harmonische, angenehme Stimmung.

Anwendung

Orangen-Öl findet man aufgrund seiner hautvitalisierenden Eigenschaften sehr häufig in Kosmetika. Es begünstigt den Lymphfluß und entschlackt die Haut. Darüber hinaus besitzt es hautstraffende Eigenschaften, die bei der Falten- und Cellulite-Behandlung gern genutzt werden. Seine erfrischenden und desodorierenden Vorzüge schützen die Haut vor Rissen und Austrocknung. Man schätzt seinen Nutzen auch bei Infekten, Fieber, Zahnfleischentzündungen, Verdauungsbeschwerden sowie bei Nieren- und Blasenleiden.

Raumluft

In die Duftlampe gibt man ca. 3–4 Tropfen Orangen-Öl. Sehr gut geeignet für blasse Kinder mit Appetitmangel. Dieser frisch-fruchtige Duft ist stimmungsausgleichend, antidepressiv und konzentrationsfördernd. Er eignet sich als Stimulanz bei allen beruflichen, geistigen sowie körperlichen Tätigkeiten; er weckt Harmonie und Lebensfreude.

Massage

4–5 Eßlöffel eines fetten Basis-Öls (z.B. Jojoba-Öl, Macadamianuß-Öl, Mandel-Öl usw.) mit 1–2 Tropfen Orangen-Öl mischen und die Haut damit einreiben. Zur Entschlackung der Haut, Linderung von Hautproblemen, zur Falten- und Cellulite-Behandlung, Straffung des Bindegewebes sowie bei Magen-Darm-Störungen (Solarplexus-Bauchregion im Uhrzeigersinn behandeln) ist diese belebende Massage gut geeignet.
Bei der Fußreflexzonen-Massage wird die Entschlackung des Bindegewebes angeregt, depressive Gemütszustände und Gereiztheit vermindert und heiter und fröhlich stimmende Anregung vermittelt.

Kompresse

1 Eßlöffel Honig mit ca. 2–4 Tropfen Orangen-Öl mischen und in ca. $^1/_4$–$^1/_2$ Liter Wasser einrühren. Mit dieser tonisierenden Behandlung wird die Entschlackung und Regenerierung der Haut angeregt, worauf besonders die müde und erschöpfte Haut dankbar reagiert.

Bedampfungs-gerät

Orangen-Öl eignet sich sehr gut zur apparativen Gesichts- und Hautbehandlung bei der müden, strapazierten und gestreßten Haut.

Vollbad

2–3 Eßlöffel Honig mit ca. 3–6 Tropfen Orangen-Öl mischen und in das eingelassene Badewasser einrühren. Dieses entspannende und wohltuende Bad verbessert die Durchblutung und wirkt entstauend und hautvitalisierend, es ist ausgleichend für Körper und Geist und fördert die Harmonie.

Mundhygiene

$^1/_2$ Teelöffel Obstessig mit 1–2 Tropfen Orangen-Öl in ein Glas Wasser geben, mischen und den Mund damit spülen. Diese desodorierende Anwendung verleiht frischen Atem und verhindert Mundgeruch; außerdem wirkt sie desinfizierend bei Infekten und Entzündungen der Mundschleimhaut.

Küche

Orangen-Öl eignet sich vorzüglich zum Verfeinern von Desserts, Quarkspeisen, Kompott, Obstsalat, Cremes, Erfrischungsgetränken, Eistee und Limonade, von Speiseeis und Likör und zum Backen von Kuchen, Torten und Kleingebäck. Sehr sparsam dosieren! Je nach Menge reichen 1–2 Tropfen aus.

Sternzeichen	Löwe
Planet	Sonne
Element	Luft, etwas Feuer
Schwingungsebene	Schwere Kopfnote

Oregano

Botanischer Name	Origanum vulgare
Botanische Familie	Labiatae
Vorkommen	Europa, Nordafrika, Rußland
Gewinnung	Wasserdampfdestillation des frischen Dostkrauts (50–70 kg Kraut → 1 Liter Öl)
Bestandteile	Zu 80–90% aus Phenolen (Thymol und Carvacrol), Borneol, Pinen, Terpineol und Spuren von Estern

Duftnote

Herb-dumpfer Duft

Psyche

Oregano-Öl ist bei geistigen und körperlichen Erschöpfungszuständen angezeigt, bei Kräfteverfall und großer Schwäche, die mit psychosomatischen Problemen und Verkrampfungen einhergeht. Dieses Öl richtet sich gegen den innerlichen Verfall und baut den Energiehaushalt wieder auf. Insbesondere nach kräftekonsumierenden Überforderungen und bei Hinfälligkeit im Alter leistet es gute Dienste.

Anwendung

Oregano-Öl findet Anwendung bei Akne, unreiner Haut, chronischen Hauterkrankungen und Cellulite. Es hat eine hohe keimtötende Wirkung und kommt deshalb bei Insektenstichen, Ungeziefer z.B. bei Läusen und Hautparasiten zum Einsatz. Auch Migräne, Infekte der oberen Luftwege mit Verschleimung, Bronchitis und Asthma, Magenschwäche mit Appetitmangel, Koliken, Muskel- und Gelenkbeschwerden, Rheumatismus, Durchblutungsstörungen und Neuralgien gehören zu seinem Einsatzbereich.

Raumluft

In die Duftlampe gibt man ca. 3–4 Tropfen Oregano-Öl. Dieser herbe, kräftige Duft ist ausgleichend und entspannend, er revitalisiert die darniederliegenden körperlichen und geistigen Kräfte, vermittelt Ruhe und Harmonie.

Inhalieren

1 Eßlöffel Honig mit 1–2 Tropfen Oregano-Öl mischen und in ca. $^{1}/_{4}$–$^{1}/_{2}$ Liter warmes Wasser einrühren. Bei Infekten des Nasen-Rachenraums und der oberen Luftwege sowie bei Hautleiden ist diese Anwendung desinfizierend, schleimlösend und entzündungshemmend.

Massage 4–5 Eßlöffel eines fetten Basis-Öls (z.B. Arnika-Öl, Ringelblumen-Öl usw.) mit 1–2 Tropfen Oregano-Öl mischen und Haut, Brust, Bauch, Rücken, Muskeln und Gelenke nach Bedarf damit einreiben. Diese vitalisierende Massage gilt der Linderung von Hautproblemen, Cellulite, Atemwegsinfekten, Magen-Darm-Störungen (Solarplexus-Bauchregion im Uhrzeigersinn behandeln), Koliken und ausbleibender Menstruation sowie rheumatischen Erscheinungen.
Bei der Fußreflexzonen-Massage werden Spasmen und Verkrampfungen gelockert und dem körperlichen Kräfteverfall vorbeugend begegnet.

Kompresse 1 Eßlöffel Honig mit 1–3 Tropfen Oregano-Öl mischen und in ca. $^1/_4$–$^1/_2$ Liter Wasser einrühren. Diese regenerierende Anwendung ist zur Linderung von Hautproblemen, Akne, Cellulite, bei Infekten, Muskelverspannungen, Gliederschmerzen und Neuralgien angebracht.

Küche Oregano-Öl eignet sich sehr gut zum Verfeinern von Fleisch-, Fisch-, Gemüse-, Teigwaren-, Tomaten-, Pilz-, Reis-, Hülsenfrüchten-Gerichten, Pizza, Soßen und Eierspeisen. Sehr sparsam dosieren! 1 Tropfen dieses Öls mit etwas Speiseöl mischen und damit abschmecken.

Ungeziefer Bei Läusen, Flöhen usw. 3–6 Tropfen Oregano-Öl in das Shampoo geben bzw. 100 ml warmes Wasser mit 10–12 Tropfen Oregano-Öl gut verschütteln und den Kopf und Körper damit einreiben. Die Wäsche in einer Mischung von 3–5 Liter Wasser mit 2–3 Teelöffeln Oregano-Öl einweichen bzw. in der Waschmaschine waschen, die Betten und das Zimmer in der gleichen Weise waschen und aussprühen. Zur Körperpflege und Nachbehandlung die Öl-Mischung wie oben zur Massage verwenden.

Hinweis Oregano-Öl nicht während der Schwangerschaft verwenden. Dieses Öl ist stark durchblutungsfördernd und kann bei der sensiblen Haut evtl. Irritationen hervorrufen. Deshalb vorher einen Hauttest mit verdünntem Oregano-Öl vornehmen.

Sternzeichen	Jungfrau
Planet	Merkur
Element	Feuer, Erde
Schwingungsebene	Leichte Basisnote

Palmarosa

Botanischer Name   Cymbopogon martini, Andropogon schoenathus

Botanische Familie   Gramineae

Vorkommen   Indien, Java, Südamerika, Afrika, Madagaskar

Gewinnung   Wasserdampfdestillation des Palmarosagrases
(50–70 kg Blätter → 1 Liter Öl)

Bestandteile   Zu 75–95% Geraniol, Citronellol, Farnesol,
in kleinen Mengen Ester wie Dipenten

Duftnote   Frisch-kräftiger, rosenartiger Duft

Psyche   Palmarosa-Öl ist bei Stimmungsschwankungen, Depressionen und seelischer Erstarrung angezeigt. Dieses Öl ist ausgleichend und harmonisierend, es fördert das Aufbrechen der unbeweglichen, inneren Haltung und weist uns die ungenutzten Chancen für neue Zukunftsperspektiven. Es stimmt wohlwollend und umsichtig, schenkt Zufriedenheit und Zuversicht.

Anwendung   Palmarosa-Öl ist in einer Reihe von Kosmetika zu finden, da es die Hautregeneration, die Talgdrüsentätigkeit und den Feuchtigkeitshaushalt stimuliert. Es wirkt entspannend bei Kopfschmerzen, Krämpfen und hohem Blutdruck und entzündungshemmend und reizlindernd bei gestörter Darmflora. Seine antiseptische Wirkung kommt bei Infekten und Erkältungen sowie Grippebeschwerden mit Fieber zur Entfaltung. Auch auf Nervenschmerzen und Verspannungen der Muskulatur hat es einen besänftigenden Einfluß, es ist durchblutungsfördernd und schmerzlindernd.

Raumluft   In die Duftlampe gibt man ca. 3–4 Tropfen Palmarosa-Öl. Dieser lieblich-weiche Duft wirkt desinfizierend bei Infekten, besänftigend in Streßsituationen und er verbreitet Entspannung und Harmonie.

Massage   4–5 Eßlöffel eines fetten Basis-Öls (z.B. Jojoba-Öl, Mandel-Öl usw.) mit 1–3 Tropfen Palmarosa-Öl mischen und die Haut, Muskeln und Gelenke damit einreiben. Diese Behandlung hat eine positive Auswirkung auf die Haut- und Talgdrüsenregeneration bei Akne, Narben, Fältchen, geplatzen Äderchen, Schrammen und

Schnittwunden. Bei Erkältungen bringt es rasche Erleichterung, die Stirn, Nasenwurzel, den Nebenhöhlenbereich, hinter den Ohren und den Nacken damit einzureiben. Muskelkater, Verspannungen und Gliederschmerzen reagieren günstig auf die Einreibung mit diesem Öl.

Bei der Fußreflexzonen-Massage wird das Aufbrechen starrer Haltungsformen begünstigt und der Blick zu neuen Perspektiven gelenkt.

Kompresse

1 Eßlöffel Honig mit ca. 2–3 Tropfen Palmarosa-Öl mischen und in ca. $^{1}/_{4}$–$^{1}/_{2}$ Liter Wasser einrühren. Diese Anwendung wirkt desinfizierend bei Hautproblemen sowie krampflösend bei Koliken und Verspannungen. Bei Mitessern und Pickeln kann das Palmarosa-Öl auch pur mit einem Watteträger aufgetupft werden.

Vollbad

2–3 Eßlöffel Honig mit ca. 3–6 Tropfen Palmarosa-Öl mischen und in das eingelassene Badewasser rühren. Dieses revitalisierende Bad trägt zur Linderung von Hautschäden sowie Muskel- und Gelenkproblemen bei; es wirkt streßabbauend, ausgleichend und entspannend.

Sternzeichen	Fische
Planet	Neptun
Element	Wasser
Schwingungsebene	Herznote, Kopfnote

Patchouli

Botanischer Name	Pogostemon cablin, P. patchouli
Botanische Familie	Labiatae
Vorkommen	Madagaskar, Indien, China, Indonesien, Philippinen, Malaysia, Seychellen
Gewinnung	Wasserdampfdestillation der getrockneten und fermentierten Blätter des Patchoulistrauches (30–35 kg Blätter → 1 Liter Öl)
Bestandteile	Zu 25–50% Patchoulol und Sesquiterpene (d-Gauien, Norpatchoulenol, Patchoulen), geringe Mengen Benzoe- und Zimtsäure, Aldehyde, Cadinen, Carvon, Caryophyllen, Coerulein, Eugenol, Humulen und Seychellen. Die getrockneten Blätter enthalten 35–40% Patchoulikampfer.

Duftnote   Moosig-rauchig, herb-süßer Duft

Psyche   Patchouli-Öl ist bei depressiven Zuständen, Ängsten, Unsicherheit und Mangel an Konzentration und Selbstbewußtsein angezeigt. Dieses Öl verleiht Geborgenheit und Energie, Standhaftigkeit und Sicherheit, stimuliert den Wunsch nach konstruktiven und kreativen Vorhaben und vermittelt zukunftsorientierte Perspektiven. Es verbreitet eine warme, sinnliche Atmosphäre, wirkt tonisierend und aphrodisierend.

Anwendung   Patchouli-Öl findet man häufig in Kosmetika aufgrund seiner regenerierenden Wirkung. Besonders die strapazierte, übermüdete und reaktionsarme Haut wird durch dieses Öl positiv beeinflußt. Durch die entzündungshemmenden Eigenschaften ist es auch bei Hautleiden, Allergien, Brandwunden, Akne, Mitessern, rissiger und schuppiger Haut, bei Ekzemen, Hämorrhoiden, Abszessen und Kopfhautschuppen angezeigt. Dieses Öl ist außerdem stark desodorierend und verbessert und normalisiert die Haut- und Schleimhautflora.

Raumluft   In die Duftlampe gibt man ca. 2–3 Tropfen Patchouli-Öl. Dieser sinnliche Duft verbreitet eine träumerische, aphrodisierende Atmosphäre, er wirkt aufbauend und tonisierend.

Massage

4–5 Eßlöffel eines fetten Basis-Öls (z.B. Mandel-Öl, Macadamia-nuß-Öl, Jojoba-Öl usw.) mit 1–2 Tropfen Patchouli-Öl mischen und die Haut damit einreiben. Die regenerierende Behandlung ist bei Hautproblemen, Ekzemen und Wunden sowie bei rissiger und schuppiger Haut sehr hilfreich. Außerdem wirkt sie bei Schwäche-zuständen und Erschöpfung aufbauend und tonisierend und findet Anwendung als Aphrodisiakum.
Bei der Fußreflexzonen-Massage wird die ängstliche und unsichere Haltung durch das wiedergewonnene Selbstwertgefühl sowie die konstruktiven Vorhaben ersetzt.

Kompresse

1 Eßlöffel Honig mit 1–2 Tropfen Patchouli-Öl mischen und in ca. $^1/_4$–$^1/_2$ Liter Wasser einrühren. Bei trockener, schuppiger und unreiner Haut sowie bei Wunden und Ekzemen ist diese Behandlung erfolgreich anzuwenden.

Haarpflege

2–4 Tropfen Patchouli-Öl in etwas Shampoo geben und den Kopf damit einschäumen. Vor dem Nachspülen etwas einwirken lassen. Diese Anwendung ist bei Kopfhautschuppen, Kopfhautjucken und Haarproblemen angezeigt.

Hautpflege

Bei Akne, Mitessern und Abszessen mit einem mit Patchouli-Öl be-netzten Watteträger direkt die Haut betupfen.

Vollbad

2–3 Eßlöffel Honig mit ca. 3–6 Tropfen Patchouli-Öl mischen und in das eingelassene Badewasser einrühren. Dieses regenerierende Bad ist bei Hautleiden, Ekzemen, trockener und schuppiger Haut angezeigt und wirkt tonisierend und stabilisierend auf Körper und Geist.

Sternzeichen	Stier
Planet	Venus
Element	Erde, etwas Wasser
Schwingungsebene	Basisnote

Petitgrain

Botanischer Name	Citrus aurantium bigaradia
Botanische Familie	Rutaceae
Vorkommen	Südeuropa, Syrien, Ostafrika, Westindien, Mittelamerika
Gewinnung	Wasserdampfdestillation der Blätter, Zweige und unreifen Früchte des Bitterorangenbaums (100–200 kg Pflanzenmaterial → 1 Liter Öl)
Bestandteile	Geraniol, Geranylacetat, Limonen, Linalool, Linalylacetat, Sesquiterpene

Duftnote

Herb-frischer, leicht säuerlicher Duft

Psyche

Petitgrain-Öl ist bei seelischen Belastungen durch Aufregungen, Sorgen, Ängste und Schock angezeigt. Einschlafschwierigkeiten sowie unruhige und schlaflose, mit Traurigkeit erfüllte Nächte gehören dazu. Dieses Öl verbreitet eine heitere, gelöste Stimmung, fördert Freude und Harmonie.

Anwendung

Petitgrain-Öl wird bevorzugt in Kosmetika eingesetzt, am häufigsten in Eau de Cologne und Seife. Es besitzt erfrischende und hautvitalisierende Eigenschaften und wird gern bei der normalen, aber auch bei der Problemhaut mit Faltenbildung und Hautunreinheiten verwendet. Es ist antibakteriell, wird bei Verdauungsstörungen und nervösen Magenverstimmungen, Verspannungen und Migräne sehr geschätzt.

Raumluft

In die Duftlampe gibt man ca. 3–4 Tropfen Petitgrain-Öl. Der herbfrische Duft verbreitet eine fröhliche und heitere Atmosphäre, wirkt entspannend und antidepressiv, lindert nervöse Beschwerden und Migräne und hat sich als Einschlafhilfe bewährt.

Massage

4–5 Eßlöffel eines fetten Basis-Öls (z.B. Weizenkeim-Öl, Johanniskraut-Öl, Kamillen-Öl usw.) mit 1–3 Tropfen Petitgrain-Öl mischen und die Haut, Schläfen, Nacken, Bauch und Rücken bei Bedarf damit einreiben. Bei Hautproblemen, Ekzemen, gestreßter und welker Haut leistet dieses Öl erfolgreiche Dienste. Ferner wirkt es besänftigend bei Magen-Darm-Verstimmungen (Solarplexus-Bauchregion im Uhrzeigersinn behandeln) sowie bei Spannungskopfschmerz, Erschöpfungszuständen und bei Einschlafschwierigkeiten.

Bei der Fußreflexzonen-Massage werden die reduzierten Körperkräfte sanft aktiviert und das psychische Gleichgewicht wieder hergestellt.

Kompresse

1 Eßlöffel Honig mit ca. 2–3 Tropfen Petitgrain-Öl mischen und in ca. $^1/_4$–$^1/_2$ Liter Wasser einrühren. Diese Behandlung ist bei Hautleiden, bei welker und gestreßter sowie faltiger Haut erfolgreich. Ferner zur Linderung von Magen-Darm-Problemen, Muskelverspannungen, Spannungskopfschmerz und Migräne.

Hautpflege

Bei Akne und Mitessern einen mit Petigrain-Öl benetzten Watteträger direkt auf die Haut auftupfen.

Vollbad

2–3 Eßlöffel Honig mit ca. 3–6 Tropfen Petitgrain-Öl mischen und in das eingelassene Badewasser einrühren. Dieses erholsame Bad entspannt die überreagierenden Nerven in Streßsituationen und bei beruflichen Überforderungen, es wirkt ausgleichend und harmonisierend. Es ist auch bei unruhigen, nervösen Kindern zu empfehlen, jedoch mit der kleineren Menge an Tropfen.

Hinweis

Petitgrain-Öl nicht innerlich einnehmen. Nicht unmittelbar zum Sonnenbaden verwenden, da es zu Fotosensibilisierung (Lichtflecken auf der Haut) kommen kann.

Sternzeichen	Jungfrau
Planet	Merkur
Element	Luft, Feuer, Erde
Schwingungsebene	Kopfnote

Pfeffer

Botanischer Name	Piper nigrum
Botanische Familie	Piperaceae
Vorkommen	Indien, Malaysien, Ceylon
Gewinnung	Wasserdampfdestillation der getrockneten Samen (30–35 kg Samen → 1 Liter Öl)
Bestandteile	Phellandren, Pinen, Limonen, Piperin

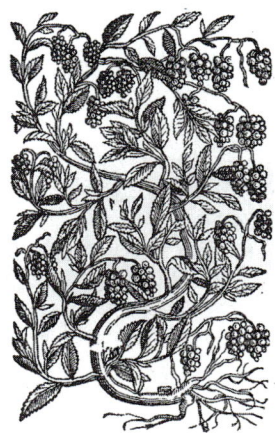

Duftnote

Weicher, warm-würziger Duft

Psyche

Pfeffer-Öl ist besonders da angezeigt, wo Angst, Schreckhaftigkeit, Trauer, Trostlosigkeit, innere Kälte und Leere vorliegen. Dieses Öl erwärmt mit seinem weichen, kräftigen Duft die reduzierten Körperkräfte, wirkt Erschöpfungszuständen entgegen und verleiht wieder Mut und Selbstvertrauen. Seine tonisierenden Eigenschaften wecken Zuversicht und realitätsbezogenen Optimismus, fördern die Konzentration und Entschlußkraft.

Anwendung

Pfeffer-Öl findet bei Kopfschmerzen, entzündeten Augen, Infekten der oberen Luftwege, Rachenentzündung, Unbehagen im Magen, Völlegefühl, Blähungen, Koliken und Krämpfen, Atemnot, Herzklopfen und Herzschmerzen sowie bei Harnflußstörungen, Rheumatismus und Muskelschmerzen seinen Einsatz.

Raumluft

In die Duftlampe gibt man ca. 3–4 Tropfen Pfeffer-Öl. Sein warmer, weicher Duft wirkt tonisierend und entspannend; er stärkt Seele, Geist und Körper. In Kombination mit anderen sinnlichen Ölen entfaltet er eine aphrodisierende Note.

Inhalieren

1 Eßlöffel Honig mit ca. 1–2 Tropfen Pfeffer-Öl mischen und in ca. $^{1}/_{4}$–$^{1}/_{2}$ Liter Wasser einrühren. Bei grippalen Infekten der oberen Luftwege mit Kopfschmerzen und Halsentzündung sowie Husten entfaltet dieses Öl seine antiseptische Wirkung.

Massage   4–5 Eßlöffel eines fetten Basis-Öls (z.B. Johanniskraut-Öl, Kamillen-Öl usw.) mit 1–2 Tropfen Pfeffer-Öl mischen und die Haut, Stirn, Nacken, Brust, Bauch, Rücken, Muskeln und Gelenke bei Bedarf damit einreiben. Zu empfehlen bei Magen-Darm-Störungen, Infekten, sowie Muskel- und Gelenkproblemen. Seine durchwärmenden Kräfte fördern eine sanfte Durchblutung, tonisieren den erschöpften Körper und vermitteln ein angenehm wohltuendes Empfinden.
Bei der Fußreflexzonen-Massage werden die verminderten Körperkräfte tonisiert und Selbstvertrauen, Zuversicht und Entschlußkraft gefördert.

Kompresse   1 Eßlöffel Honig mit 1–2 Tropfen Pfeffer-Öl mischen und in ca. $1/4$–$1/2$ Liter Wasser einrühren. Diese Behandlung erweist sich lindernd bei Infekten, Kopfschmerzen, Blähungen und Magen-Darm-Verstimmungen, bei Herzbeschwerden sowie Muskel- und Gelenkproblemen.

Mundhygiene   In 1 Glas warmes Wasser 1–2 Tropfen Pfeffer-Öl träufeln und den Mund damit spülen und gurgeln. Seine desinfizierende Wirkung sorgt für frischen Atem und hat sich bei Halsentzündungen und Infekten bestens bewährt.

Küche   Pfeffer-Öl eignet sich vorzüglich zum Verfeinern von Gemüsen, Soßen, Suppen, Marinaden, Fleisch-, Geflügel-, Fisch-, Reisgerichten und Hülsenfrüchten. Sparsam verwenden! 1 Tropfen mit etwas Speiseöl mischen und damit abschmecken.

Hinweis   Pfeffer-Öl kann bei sensibler Haut Irritationen hervorrufen. Deshalb ist es ratsam, vorher einen Hauttest vorzunehmen. Es sollte nicht unverdünnt verwendet werden.

Sternzeichen	Löwe, Widder
Element	Feuer, Erde
Planet	Sonne, Mars, Pluto
Schwingungsebene	Leichte Basisnote

Pfefferminze, Krauseminze

Botanischer Name	Mentha piperita, M. arvensis, M. spikata
Botanische Familie	Labiatae
Vorkommen	Westeuropa, Nordamerika, Asien
Gewinnung	Wasserdampfdestillation der trockenen Pfefferminzblätter (50–100 kg Blätter → 1 Liter Öl)
Bestandteile	Zu 40–70 % Menthol, Caron, Cineol, Limonen, Menton, Pinen, Thymol, Aldehydspuren, Essig- und Valeriansäure

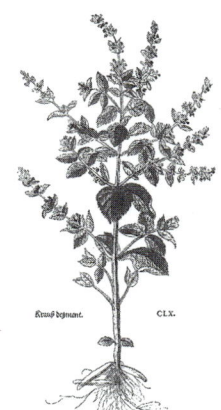

Duftnote

Frischer, klarer, kräftiger bis lieblicher Duft

Psyche

Pfefferminz-Öl ist bei geistiger Erschöpfung, Konzentrationsmangel, überreizten Nerven und Gedächtnisschwäche angezeigt. Es verhilft zu Selbstvertrauen und Zuversicht, erweitert horizontale Ebenen, fördert Aufmerksamkeit und Umsicht sowie das Konzentrationsvermögen.

Anwendung

Pfefferminz-Öl ist entzündungshemmend bei grippalen Infekten, bei Husten, Bronchitis, Schnupfen, Stirn-, Kieferhöhlen- und Rachenentzündungen. Es wirkt antiseptisch und krampflösend auf die oberen Luftwege, bei Schmerzen und Koliken im Magen-Gallen-Darm-Bereich, bei Kopfschmerzen, Migräne, Nervenschmerzen, Verspannungen der Muskulatur und bei Wetterfühligkeit. Des weiteren kräftigt es die Verdauungsorgane und findet Verwendung bei Übelkeit, Erbrechen, Durchfall, Blähungen und Verdauungsstörungen. Seine belebenden Eigenschaften wirken sich günstig bei Kreislaufproblemen, Föhnbeschwerden und Ohnmachtsneigung aus. Ferner wirkt es desinfizierend und juckreizlindernd bei Insektenstichen.

Raumluft

In die Duftlampe gibt man ca. 3–4 Tropfen Pfefferminz-Öl. Dieser aromatische, klare Duft wirkt desinfizierend bei Infekten, belebend und erfrischend bei Erschöpfungszuständen und Ermüdung, krampflösend bei Verspannungen und konzentrationsfördernd bei geistigen Anforderungen.

Inhalieren

1 Eßlöffel Honig mit 1–3 Tropfen Pfefferminz-Öl mischen und in ca. $^1/_4$–$^1/_2$ Liter warmes Wasser einrühren. Bei grippalen Infekten, Schnupfen, Kopfschmerz und Husten wirkt diese Anwendung lindernd auf die begleitenden Beschwerden.

Massage

4–5 Eßlöffel eines fetten Basis-Öls (z.B. Mandel-Öl, Jojoba-Öl usw.) mit ca. 1–3 Tropfen Pfefferminz-Öl mischen und damit Schläfen, Nacken, hinter den Ohren, Schultern, Rücken, Bauch (Solarplexus-Bauchregion im Uhrzeigersinn behandeln), Muskeln oder Gelenke bei Bedarf einreiben. Diese Behandlung ist bei Spannungskopfschmerz, Galle-, Magen- und Darmstörungen, bei Muskel- und Gelenkproblemen krampflösend und schmerzlindernd.
Bei der Fußreflexzonen-Massage werden Spannungszustände und Erschöpfungsphasen abgebaut und die körperlichen und geistigen Kräfte aktiviert. Pfefferminz-Öl sollte aufgrund seines hohen Mentholgehalts und des damit verbundenen Kältegefühls nicht gleichzeitig am ganzen Körper einmassiert werden.

Kompresse

1 Eßlöffel Honig mit 2–3 Tropfen Pfefferminz-Öl mischen und in ca. $^1/_4$–$^1/_2$ Liter Wasser einrühren. Diese Anwendung hat sich bei Gallenkoliken und Spasmen im Magen-Darm-Bereich sowie Nervenschmerzen, Ischias, Prellungen, Zerrungen, Rheuma, Muskel- und Gelenkbeschwerden bestens bewährt.

Insektenstiche

Etwas Pfefferminz-Öl pur auf die Haut auftragen.

Mundhygiene

In 1 Glas warmes Wasser 1–2 Tropfen Pfefferminz-Öl träufeln und damit den Mund spülen und gurgeln. Seine erfrischende und desinfizierende Wirkung sorgt für frischen Atem und lindert Halsentzündungen und Infekte.

Vollbad

2–3 Eßlöffel Honig mit ca. 2–3 Tropfen Pfefferminz-Öl mischen und in das eingelassene Badewasser einrühren. Dieses krampflösende Bad bringt Entspannung bei Streß, grippalen Infekten, Magen-Darm-Störungen, bei Kopfschmerzen, Muskel- und Gelenkproblemen und wirkt belebend bei Erschöpfung und Mattigkeit. Bei Fieber nicht baden.
Wegen des hohen Mentholgehalts und des damit verbundenen Kältegefühls soll Pfefferminz-Öl nur in kleinen Mengen als Badezusatz verwendet werden; es läßt sich gut mit weiteren Ölen kombinieren.

Küche

Pfefferminz-Öl eignet sich vorzüglich zum Verfeinern von Desserts, Erfrischungsgetränken, Likör, Schokolade und Pralinen, Speiseeis,

Plätzchen und pikanten Soßen. Sehr sparsam dosieren! 1 Tropfen mit etwas Honig mischen und damit aromatisieren. Nicht pur verwenden. Für die Küche eignet sich Mentha piperita am besten, weil dieses Öl das feinste Aroma besitzt.

Hinweis   Pfefferminz-Öl sollte wegen seines hohen Mentholgehaltes nicht in der Säuglings- und Kleinkinderpflege verwendet werden, da Erstickungsgefahr besteht. Auch ist es ratsam, Pfefferminz-Öl nicht gleichzeitig mit homöopathischen Mitteln zu verwenden, da deren Wirkung aufgehoben wird.

Sternzeichen	Wassermann, Zwilling
Planet	Uranus, Merkur
Element	Luft, Feuer
Schwingungsebene	Kopfnote

Piment

Botanischer Name	Pimenta officinalis
Botanische Familie	Myrtaceae
Vorkommen	Westindien, Südamerika, Jamaika, Tropengebiete
Gewinnung	Wasserdampfdestillation der unreifen, getrockneten Früchte (ca. 25 kg Früchte → 1 Liter Öl)
Bestandteile	60–80% Eugenol, Phenol, Sesquiterpen, Harz

Duftnote

Balsamisch-würziger Duft

Psyche

Piment-Öl ist bei nervöser Erschöpfung, Gleichgültigkeit und Apathie angezeigt. Es stimuliert die geistigen und schöpferischen Kräfte, weckt Interesse an Unternehmungen und läßt Begeisterung für anstehende Projekte aufkommen.

Anwendung

Piment-Öl besitzt eine antiseptische Wirkung und wird bei Hautproblemen und Hautparasiten erfolgreich eingesetzt. Aber auch bei Magen-Darm-Beschwerden, Blähungen und Appetitlosigkeit sowie bei rheumatischen Erscheinungsbildern, Muskel- und Gelenkschmerzen, Verspannungen und Gelenksteife findet es Anklang.

Raumluft

In die Duftlampe gibt man ca. 3–4 Tropfen Piment-Öl. Dieser nelkenartige, balsamisch-würzige Duft stärkt die ermüdete Psyche, er unterstützt die unternehmerischen Fähigkeiten und weckt Begeisterung für neue Taten.

Massage

4–5 Eßlöffel eine fetten Massage-Öls (z.B. Sesam-Öl, Arnika-Öl usw.) mit 1–2 Tropfen Piment-Öl mischen und die Haut, bei Bedarf den Ober- und Unterbauch (Solarplexus-Bauchregion im Uhrzeigersinn), ferner Muskeln und Gelenke damit einreiben. Diese Anwendung ist hilfreich bei Hautparasiten, Magen- und Darmstörungen sowie bei rheumatischen Beschwerden.
Bei der Fußreflexzonen-Massage werden die darniederliegenden Kräfte stimuliert und das Interesse für zielstrebiges Handeln geweckt.

Haarpflege

In etwas Shampoo 1–3 Tropfen Piment-Öl mischen und den Kopf damit einschäumen, vor dem Nachspülen etwas einziehen lassen. Diese Anwendung empfiehlt sich bei Kopfhautproblemen und -parasiten.

Vollbad

2–4 Eßlöffel Honig mit 3–5 Tropfen Piment-Öl mischen und in das eingelassene Badewasser einrühren. Dieses desinfizierende Bad ist bei Hautparasiten angezeigt, es lindert Muskel- und Gelenkbeschwerden und stärkt das Allgemeinbefinden. Bei Fieber nicht baden.

Küche

Piment ist ein vorzügliches Gewürz für Suppen, Eintöpfe, Aufläufe, Pasteten, Soßen, Fleisch, Fisch, Geflügel, Gemüse, Reis sowie für aromatisches Gebäck und Süßspeisen. Sehr sparsam dosieren. 1 Tropfen Piment-Öl mit etwas Speiseöl oder Honig mischen und damit abschmecken.

Tierpflege

Bei von Ungeziefer befallenen Tieren gibt man in das Shampoo einige Tropfen Piment-Öl, bzw. reibt die Tiere mit einer Verdünnung aus Wasser mit Piment-Öl ein, wäscht damit den Schlafplatz aus und zerstäubt dieses Gemisch am Aufenthaltsort der Tiere.

Hinweis

Die stark durchblutungsfördernden Eigenschaften dieses Öls könnten bei empfindlicher Haut unter Umständen Irritationen hervorrufen, deshalb sollte man vorher durch einen kleinen Hauttest sicherstellen, ob die Verträglichkeit vorhanden ist. Piment-Öl kann wegen seines hohen Eugenol-Gehalts Metall angreifen und sollte deshalb nicht damit in Berührung kommen.

Sternzeichen	Löwe
Planet	Sonne, Pluto
Element	Feuer
Schwingungsebene	Herznote

Rose

Botanischer Name	Rosa damascena, R. gallica, R. centifolia
Botanische Familie	Rosaceae
Vorkommen	Europa, Mittelmeerregion (Das exklusivste Öl kommt aus Bulgarien)
Gewinnung	Wasserdampfdestillation der frischen Blütenblätter (5000 kg Blüten → 1 Liter Öl)
Bestandteile	Eugenol, Farnesol, Geraniol, Linalool, Nerol, Nonylaldehyd, Rhodinol, Stearopten

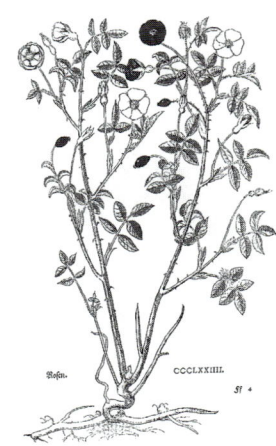

Duftnote

Süß-blumiger, weicher Duft

Psyche

Rosen-Öl ist das Symbol für alle Herzensangelegenheiten; Liebeskummer, Herzschmerzen durch Kummer und Leid verursacht, nervöse Unruhe, überreizte Nerven und depressive Verstimmungen gehören dazu. Dieses Öl besitzt ausgleichende, harmonisierende und entspannende Eigenschaften. Es lindert verletzte Gefühle, beruhigt psychische Überreaktionen und öffnet das Herz, um Frohsinn und Harmonie einziehen zu lassen. Es ist ganz leicht aphrodisierend, beugt Impotenz und Frigidität vor und weckt Zärtlichkeit und Zuneigung.

Anwendung

Rosen-Öl ist eines der beliebtesten und ältesten Öle und wurde von alters her zur Körperpflege verwendet. Der liebliche Duft und die hautregenerierenden Eigenschaften werden allseits hoch geschätzt. Es kommt bei Migräne, Kopfschmerzen, Bindehautentzündung, Fieber, Herzbeschwerden, Leber- und Milzproblemen, Übelkeit und Darmunstimmigkeiten zum Einsatz. Seine hormonregulierende und tonisierende Wirkung findet bei allen Beschwerden im Genitalbereich Verwendung. Rosen-Öl ist ein hilfreicher Wegbegleiter in allen Lebensphasen, denn es eignet sich von der Schwangerschaft an über die Geburtshilfe, Baby- und Kinderpflege sowie über Partnerschaftsbeziehung bis hin zu unseren allerletzten Atemzügen.

Raumluft

In die Duftlampe gibt man ca. 1–2 Tropfen Rosen-Öl. Dieser liebliche Duft verbreitet eine zärtliche, harmonische Atmosphäre, er läßt

Freude und Frohsinn in unser Herz einkehren und des Nachts beschert er uns erholsamen, gesunden Schlaf und verwöhnt uns mit schönen Träumen.

Massage

4–5 Eßlöffel eines fetten Basis-Öls (Macadamianuß-Öl, Mandel-Öl usw.) mit ca. 1 Tropfen Rosenöl mischen und die Haut damit einreiben. Diese Behandlung ist bei der normalen Haut wie auch bei Hautproblemen, bei Ekzemen, Geschwüren, Schrammen, Schnittwunden, geplatzten Äderchen, Hautirritationen und zur Verhütung von Schwangerschaftsstreifen angezeigt; ferner bei hormonellen Störungen, Depressionen, Menstruations- und Wechseljahrproblemen sowie bei Frigidität. Auch bei Falten und aufgedunsenen Augenlidern ist eine gute Wirkung zu erwarten. In der Säuglings- und Kinderpflege hat sich die Anwendung mit Rosen-Öl sehr gut bewährt. Bei der Fußreflexzonen-Massage werden die körperlichen und seelischen Bedürnisse in harmonischen Einklang gebracht.

Kompresse

1 Eßlöffel Honig mit 1–2 Tropfen Rosen-Öl mischen und in ca. $1/4$ Liter Wasser einrühren. Diese Anwendung entspannt die Haut, lindert Falten und Ödeme (aufgedunsene Haut und Augenlider) sowie Augenleiden, geplatzte Äderchen und verleiht einen zarten Teint. Bei Herzklopfen und Herzbeschwerden werden Nervosität und Angst gemildert und die verletzten Gefühle besänftigt.

Mundhygiene

In 1 Glas warmes Wasser 1 Tropfen Rosen-Öl träufeln und den Mund damit spülen und gurgeln. Sein sanfter Duft sorgt für frischen Atem und lindert Entzündungen, Aphthen, Halsschmerzen und Mundsoor.

Vollbad

2–3 Eßlöffel Honig mit ca. 2–4 Tropfen Rosen-Öl mischen und in das eingelassene Badewasser einrühren. Dieses Bad ist bei Hautproblemen, Unterleibsbeschwerden und Nervosiät angezeigt oder einfach als verdienter „Luxus" zum Genießen gedacht. Hierbei werden Sinne, Körper, Geist und Seele in harmonischen Einklang gewiegt. Bei Fieber nicht baden.

Küche

Rosen-Öl eignet sich vorzüglich zum Verfeinern von Desserts, Pralinen und Plätzchen, Torten-Cremes und Zuckerguß. Sehr sparsam dosieren! 1 Tropfen mit etwas Honig mischen und damit aromatisieren.

Sternzeichen	Fische
Planet	Jupiter
Element	Wasser, etwas Erde
Schwingungsebene	Herznote

Rosenholz

Botanischer Name   Aniba roseadora

Botanische Familie   Lauraceae

Vorkommen   Südamerika, Tropen

Gewinnung   Wasserdampfdestillation des zerkleinerten Holzes des Rosenholzbaumes (100 kg Holz $\rightarrow$ 1 Liter Öl)

Bestandteile   Zu 70–80% Linalool

Duftnote   Rosenähnlicher, warmer, kräftiger Duft

Psyche   Rosenholz-Öl wird bei Streß, Überreaktionen der Nerven, Unsicherheit, Ängstlichkeit und psychischer Labilität eingesetzt. Es stärkt das Vertrauen, vermittelt Sicherheit und Selbstbewußtsein, fördert die Kreativität und den Unternehmungsgeist sowie realitätsbezogene Entschlüsse. (Zu empfehlen bei Vorstellungsgesprächen.) Seine sowohl anregenden als auch harmonisierenden und entspannenden Eigenschaften lassen es zu einem hochgeschätzten ätherischen Öl für viele Einsatzmöglichkeiten werden.

Anwendung   Rosenholz-Öl wird als beliebte Duftnote in vielen Kosmetika verwendet. Seine hautstraffende Wirkung und tonisierende Eigenschaft findet bevorzugten Einsatz bei trockener, müder, welker und strapazierter Haut sowie zur Verhütung von Falten und Schwangerschaftsstreifen. Es sorgt für einen glatten, geschmeidigen Teint und frisches Aussehen. Ferner wirkt es krampflösend bei Muskelverspannungen und körperlicher Überforderung sowie aufbauend und aktivierend, um geistige und körperliche Erschöpfungs- und Ermüdungsphasen zu überwinden.

Raumluft   In die Duftlampe gibt man ca. 3–4 Tropfen Rosenholz-Öl. Dieser lieblich-aromatische Duft wirkt nervenstärkend, antidepressiv und setzt Akzente bei klugem Handlungsbedarf.

Massage   ca. 4–5 Eßlöffel eines fetten Basis-Öls (z.B. Jojoba-Öl, Mandel-Öl etc.) mit ca. 1–2 Tropfen Rosenholz-Öl mischen und die Haut damit einreiben. Die Haut wird in ihrer Funktion unterstützt, aktiviert, geglättet und das Bindegewebe gekräftigt. Auch zur Verhütung von

Falten, Cellulite und Schwangerschaftsstreifen zu empfehlen sowie bei Verspannungen der Muskulatur und zur Stärkung des Allgemeinbefindens.

Bei der Fußreflexzonen-Massage wird Ängstlichkeit und psychische Labilität vermindert und Selbstbewußtsein und Sicherheit wieder hergestellt.

Kompresse

1 Eßlöffel Honig mit ca. 1–3 Tropfen Rosenholz-Öl mischen und in ca. $^1/_4$–$^1/_2$ Liter Wasser einrühren. Diese hautregenerierende Anwendung ist bei Hautproblemen sowie Faltenbildung hilfreich einzusetzen und wirkt tonisierend auf die Hautfunktion.

Vollbad

2–3 Eßlöffel Honig mit ca. 3–6 Tropfen Rosenholz-Öl mischen und in das eingelassene Badewasser einrühren. Durch dieses tonisierende Bad wird das Nervensystem aufgebaut, die geistigen und körperlichen Kräfte werden aktiviert und das Allgemeinbefinden gestärkt. Bei Fieber nicht baden.

Hinweis

Rosenholz-Öl nicht innerlich einnehmen.

Sternzeichen	Jungfrau
Planet	Merkur
Element	Erde, Wasser
Schwingungsebene	Leichte Basisnote

Rosmarin

Botanischer Name   Rosmarinus officinalis

Botanische Familie   Labiatae

Vorkommen   Europa, Mittelmeerregion,
Afrika

Gewinnung   Wasserdampfdestillation des
blühenden Rosmarinkrauts
(60–100 kg Blätter → 1 Liter Öl)

Bestandteile   Borneol, Kampfer, Camphen,
Cineol, p-Cymen, Pinen, Thujon,
Harze, Bitterstoffe, Saponin

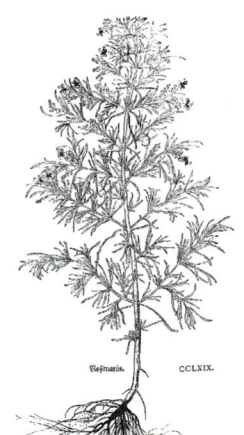

Duftnote

Würzig-feiner, belebender Duft

Psyche

Rosmarin-Öl wird bei geistiger Erschöpfung und Antriebslosig-
keit eingesetzt. Mangelnde Handlungsfähigkeit, ängstliche
Zurückhaltung sowie geistige Unbeweglichkeit gehören dazu.
Dieses Öl vermittelt Klarheit und Zuversicht. Es löst die
psychischen Blockaden, belebt die geistigen und schöpferischen
Kräfte, entfaltet neue Aktivitäten und erfüllt das Dasein mit
Energie und Lebensfreude.

Anwendung

Rosmarin-Öl hat einen festen Platz in vielen Kosmetika. Es belebt
und erfrischt die müde und welke Haut, vermittelt Spannkraft und
Vitalität, wirkt desinfizierend bei unreiner und problematischer Haut
sowie bei Schuppen und Haarausfall. Man sagt ihm nach,
daß es reinigend und verjüngend wirke. Es ist krampflösend,
durchblutungsfördernd und entschlackend. Seine keimtötenden
Eigenschaften werden bei allen Infekten der oberen Luftwege,
bei Magen- und Darmstörungen sowie Leber- und Gallen-
beschwerden genutzt. Es wirkt harntreibend und stoffwechselfördernd und löst Ablagerungen auf bei Arteriosklerose, Rheuma,
Gicht und Muskelschmerzen. Außerdem fördern seine tonisierenden Eigenschaften die Blutbildung bei Anämie und verstärken
die körperlichen Kraftreserven. Die verbesserte Durchblutung sorgt
für die Normalisierung des Blutdrucks und einen stabilen Kreislauf.

Raumluft

In die Duftlampe gibt man ca. 3–4 Tropfen Rosmarin-Öl. Der würzige Duft beugt Erschöpfungszuständen vor und verbreitet eine erfrischende, anregende und belebende Atmosphäre; er ermutigt zu Unternehmungslust und neuen Aktivitäten.

Inhalieren

1 Eßlöffel Honig mit 1–3 Tropfen Rosmarin-Öl mischen und in ca. $1/4$–$1/2$ Liter warmes Wasser geben. Infekte der oberen Luftwege, Schnupfen, Husten, Asthma, Kopfschmerzen sowie Hautunreinheiten sprechen gut auf diese Behandlung an.

Massage

3–4 Eßlöffel eines fetten Basis-Öls (z.B. Weizenkeim-Öl, Mandel-Öl usw.) mit ca. 1–2 Tropfen Rosmarin-Öl mischen und Haut, Schläfen, Nacken, hinter den Ohren, Rücken, Bauch (Solarplexus-Bauchregion im Uhrzeigersinn behandeln), Brust, Arme, Beine, Muskeln und Gelenke bei Bedarf damit einreiben. Diese Behandlung regt die Entschlackung der Haut und des Bindegewebes an, sie fördert die Durchblutung, lindert somit Infekte, Atemnot, Gürtelrose, Hexenschuß, rheumatische Beschwerden, baut Ödeme ab, ist entkrampfend bei Kopfschmerzen und Herzbeschwerden. Sie wirkt tonisierend und belebend auf den Allgemeinzustand.
Bei der Fußreflexzonen-Massage wird die Ausleitung von Schlackstoffen angeregt und der Lebensmut gestärkt.

Kompresse

1 Eßlöffel Honig mit ca. 1–3 Tropfen Rosmarin-Öl mischen und in ca. $1/4$–$1/2$ Liter Wasser einrühren. Zur Entschlackung und Belebung der müden und strapazierten Haut, bei Verspannungen der Muskulatur, bei Gelenksteife und Stauungen im Bindegewebe ist dies eine dankbare Behandlung.

Haarpflege

In etwas Shampoo 2–4 Tropfen Rosmarin-Öl mischen und die Haare damit waschen. Vor dem Nachspülen etwas einwirken lassen. Diese Anwendung ist bei Schuppen und Haarausfall, Kopfhautjucken und stumpfem Haar zu empfehlen. Rosmarin eignet sich besonders gut für dunkles Haar.

Vollbad

2–3 Eßlöffel Honig mit ca. 3–5 Tropfen Rosmarin-Öl mischen und in das eingelassene Badewasser einrühren. Dieses Bad ist bei Ermüdungsphasen und Erschöpfungszuständen, bei Infekten und rheumatischen Beschwerden angezeigt, es wirkt anregend und belebend, das Gewebe wird entschlackt und die Durchblutung verbessert. Man sollte allerdings nicht vor dem Schlafengehen mit Rosmarin-Öl baden. Bei Fieber nicht baden.

Fußbad

1 Eßlöffel Honig mit ca. 1–3 Tropfen Rosmarin-Öl mischen und in das eingelassene Wasser einrühren. Hierdurch erreicht man eine desodorierende, durchblutungsfördernde und belebende Wirkung bei müden, schweren, strapazierten Beinen und Füßen.

Küche

Rosmarin-Öl eignet sich gut zum Verfeinern von Suppen, Tomatengerichten, Gemüsen, Soßen, Marinaden, Fleisch-, Geflügel- und Fischgerichten. Sehr sparsam verwenden! 1 Tropfen Rosmarin-Öl mit etwas Speiseöl mischen und damit abschmecken.

Hinweis

Nicht während der Schwangerschaft und nicht bei Epileptikern verwenden.

Sternzeichen	Widder
Planet	Mars
Element	Feuer, Erde
Schwingungsebene	Leichte Basisnote

Salbei

Botanischer Name	Salvia officinalis
Botanische Familie	Labiatae
Vorkommen	Europa, Mittelmeerregion
Gewinnung	Wasserdampfdestillation der trockenen Salbeiblätter (50–100 kg Kraut → 1 Liter Öl)
Bestandteile	Borneol, Salviol (oder Salbei-Kampfer), Cineol, α-Pinen, Salven, Salvon (ein Keton, das auch Thujon genannt wird), Gerbsäure sowie ein östrogener Wirkstoff

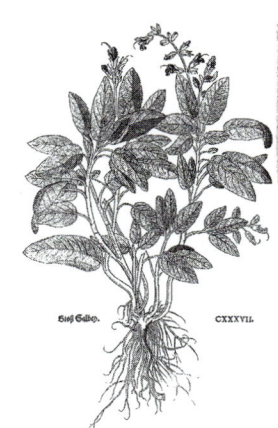

Duftnote

Frisch-herber Duft

Psyche

Salbei-Öl ist bei weinerlichen, nervlich geschwächten und psychisch labilen Menschen angezeigt. Reizbarkeit durch schlaflose Nächte und erschöpfendes Schwitzen zählen zu seinem Wirkungsbereich. Dieses Öl wirkt belebend, ausgleichend und tonisierend. Es unterstützt das geistige Energiepotential, stärkt das überreizte Nervensystem und schenkt Kraft und Harmonie.

Anwendung

Salbei-Öl wird in einigen Kosmetika dank seiner desodorierenden und schweißmildernden Eigenschaften verwendet. Es ist entzündungshemmend bei unreiner Haut, Akne und Ekzemen. Seine desinfizierende Wirkung wird bei allen Infekten der Mundschleimhaut, des Rachens und Kehlkopfs, der oberen Luftwege sowie bei Zahnschmerzen geschätzt. Außerdem bietet es seine Dienste bei neuralgischen Beschwerden der Kiefer- und Schläfenknochen an. Es wirkt tonisierend auf die Blutbildung, normalisiert die Schilddrüsentätigkeit und besitzt einen belebenden Einfluß auf Lähmungserscheinungen und bei Schlaganfall.

Raumluft

In die Duftlampe gibt man ca. 3–4 Tropfen Salbei-Öl. Es ist stark raumluftreinigend! Sein frischer, kräftiger Duft wirkt desinfizierend bei Infekten, anregend und tonisierend für Körper, Geist und Seele.

Inhalieren

Warmer Salbei-Tee lindert Infekte der oberen Luftwege, wirkt entzündungshemmend und desinfizierend und besitzt einen günstigen Einfluß auf die Stimme. Wegen der unter „Hinweis" aufgeführten möglichen Reaktionen sollte in einigen Fällen auf Salbei-Öl verzichtet werden.

Massage

4–5 Eßlöffel eines fetten Basis-Öls (z.B. Mandel-Öl, Johanniskraut-Öl usw.) mit 1–2 Tropfen Salbei-Öl mischen und nach Bedarf Schläfen, Kieferknochen, Haut, Muskeln und Gelenke, Beine und Füße damit einreiben. Die entzündungshemmenden Eigenschaften führen zu Linderung von Hautproblemen, neuralgischen Beschwerden, Rheuma und Durchblutungsstörungen.
Bei der Fußreflexzonen-Massage wird die Entschlackung sowie die körpereigene Abwehr aktiviert und der reduzierte Allgemeinzustand verbessert.

Kompresse

1 Eßlöffel Honig mit 1–2 Tropfen Salbei-Öl mischen und in ca. $1/4$–$1/2$ Liter Wasser einrühren. Diese Behandlung wirkt belebend und desinfizierend bei müder Haut, Akne und Hautunreinheiten sowie durchblutungsfördernd und tonisierend bei Muskel- und Gelenkproblemen.

Mundhygiene

Mit Salbei-Tee den Mund spülen und gurgeln. Bei Entzündungen und Infekten im Mund- und Rachenbereich ist diese Behandlung desodorierend, desinfizierend und entzündungshemmend. Mit Rücksicht auf die unten aufgeführten möglichen Reaktionen sollte hier auf Salbei-Öl verzichtet werden.

Vollbad

2–3 Eßlöffel Honig mit ca. 3–4 Tropfen Salbei-Öl mischen und in das eingelassene Badewasser einrühren. Bei starkem Schwitzen und grippalen Infekten verschafft dieses Bad Linderung, es belebt und erfrischt bei Erschöpfungszuständen und Ermüdungsphasen; man sollte es jedoch nicht vor dem Schlafengehen nehmen. Bei Fieber nicht baden.

Fußbad

1 Eßlöffel Honig mit ca. 1–3 Tropfen Salbei-Öl mischen und in das eingelassene Wasser einrühren. Es wirkt belebend, erfrischend und desodorierend sowie schweißhemmend bei müden und strapazierten Füßen und Beinen.

Hinweis

Salbei-Öl kann schon in kleinsten Mengen bei sensiblen Menschen epileptische Anfälle verursachen. Deshalb nicht innerlich einnehmen. Es ist ratsam, bei Verdacht auf mögliche Reaktionen auf Muskatellersalbei-Öl zurückzugreifen, das kein Thujon enthält. Nicht während der Schwangerschaft und nicht für Epileptiker verwenden.

Sternzeichen	Jungfrau
Planet	Merkur
Element	Wasser, etwas Feuer
Schwingungsebene	Herznote

Sandelholz

Botanischer Name   Santalum album

Botanische Familie   Santalaceae, Leguminosae

Vorkommen   Indien, Malaysien

Gewinnung   Wasserdampfdestillation des zerkleinerten, frischen Holzes des immerblühenden, halbparasitären Sandelholzbaumes, der mindestens 40 Jahre alt sein muß. (20–25 kg Holz → 1 Liter Öl)

Bestandteile   Ca. 80 % terpenhaltige Alkohole, Santanol und verschiedene Fusanole, Santal- und Teresantalsäure und Kohlenstoffe

Duftnote
Weich-holziger, balsamischer Duft

Psyche
Das zähflüssige Sandelholz-Öl wird bei Anpassungsschwierigkeiten, Aggressionen, Angst, Egoismus und Mißgunst verwendet. Depressive Verstimmungen, Frigidität sowie Impotenz gehören dazu. Dieses Öl löst die seelischen Verkrampfungen, wirkt kräftigend und beruhigend auf das Nervensystem, stimuliert die sexuellen Bedürfnisse, wirkt euphorisierend und ausgleichend auf die Gemütsverfassung und verleiht Frohsinn und Harmonie. Es fördert die Phantasie und schöpferische Aktivitäten, und das erotische Erleben wird zur spirituellen Erfahrung erhöht.

Anwendung
Sandelholz-Öl findet Verwendung in Kosmetika bei trockener und anspruchsvoller Haut sowie bei Akne, Ekzemen und Hautunreinheiten. Es ist schleimlösend und entzündungshemmend bei Infekten der oberen Luftwege, bei Hals- und Rachenbeschwerden, Schluckauf, Heiserkeit, Magen- und Darmstörungen, Übelkeit, Erbrechen und Durchfall sowie bei Nieren- und Blasenbeschwerden.

Raumluft
In die Duftlampe gibt man ca. 3–4 Tropfen Sandelholz-Öl. Dieser warme, sinnliche Duft wirkt harmonisierend und aphrodisierend, er löst Verkrampfungen und stimuliert die schöpferischen Fähigkeiten.

Massage
4–5 Eßlöffel eines fetten Basis-Öls (z.B. Jojoba-Öl, Macadamianuß-Öl usw.) mit 1–3 Tropfen Sandelholz-Öl mischen und die Haut, je nach Bedarf Brust, Rücken, sowie Ober- und Unterbauch (Solarplexus-Bauchregion im Uhrzeigersinn behandeln) damit einreiben.

Es ist zu empfehlen bei Hautproblemen, trockener Haut, Ekzemen und Abszessen sowie bei Infekten der oberen Luftwege, Husten und Verschleimung, bei Magen-Darm-Problemen und Harnweginfekten, ferner zur Kräftigung des Allgemeinzustandes.

Bei der Fußreflexzonen-Massage übt es einen günstigen Einfluß auf Schwächezustände und psychische Labilität aus und stimuliert Kraftreserven.

Kompresse

1 Eßlöffel Honig mit ca. 1–2 Tropfen Sandelholz-Öl mischen und in ca. $^1/_4$–$^1/_2$ Liter Wasser einrühren. Diese Anwendung hat sich bei Akne, unreiner Haut, Ekzemen, Abszessen und Hautschäden bewährt.

Vollbad

2–3 Eßlöffel Honig mit ca. 3–6 Tropfen Sandelholz-Öl mischen und in das eingelassene Badewasser einrühren. Bei Hautleiden und Harnwegsinfekten (auch als Sitzbad) unterstützt es den Genesungsprozeß, daneben wirkt es kräftigend und stabilisiert das Allgemeinbefinden. Bei Fieber nicht baden!

Hinweis

Während der Schwangerschaft nur in der Duftlampe verwenden. Nicht bei akuter Nierenentzündung einsetzen. Sandelholz ist aufgrund der großen Nachfrage sehr knapp geworden und sollte aus Umweltgründen nach Möglichkeit durch andere Öle, wie z.B. Olibanum (Weihrauch) ersetzt werden.

Sternzeichen	Stier
Planet	Venus
Element	Erde, etwas Feuer
Schwingungsebene	Leichte Basisnote

Teebaum

Botanischer Name   Melaleuka alternifolia

Botanische Familie   Myrtaceae

Vorkommen   Australien

Gewinnung   Wasserdampfdestillation der Blätter und kleiner Zweige
(70 kg Pflanzenmaterial → 1 Liter Öl)

Bestandteile   1,8–Cineol (ca.10–5%) und Terpinen-4–ol (ca. 30%). Bei guter
Qualität sind diese beiden die wichtigsten der etwa 44 Inhaltsstoffe.

Duftnote
Kräftig, würziger Duft

Psyche
Australisches Teebaum-Öl ist bei Erschöpfung, körperlicher und
geistiger Schwäche sowie Nervosität und innerer Unruhe angezeigt.
Es wirkt tonisierend und entspannend, mobilisiert die physischen
und psychischen Kraftreserven und stabilisiert das Allgemeinbefinden.

Anwendung
Australisches Teebaumöl besitzt eine stark antiseptische Wirkung.
Als treuer Helfer in allen Lebenslagen hat es inzwischen seinen Sie-
geszug angetreten. Es wird bei Akne, Hautunreinheiten, Ekzemen,
Wunden, Pilzen, Flechten, Warzen, Geschwüren, Herpesbefall,
Ausschlägen, Verbrennungen und Hautparasiten (Milben, Läuse,
Flöhe, Zecken) sowie Insektenstichen verwendet, bei Neurodermitis
und Psoriasis (Schuppenflechte), bei Kopfschuppen und Entzündungen der Kopfhaut. Ferner ist es entzündungshemmend bei allen
grippalen Infekten, bei Schnupfen, Stirn- und Kieferhöhlenent-
zündung, Rachen- und Mandelentzündung, Bronchitis, Husten,
Verschleimung und Heiserkeit, bei Entzündungen der Mundschleimhaut, Parodontose, Aphthen, Herpesbläschen, Druckstellen
der Zahnprothese oder -spange sowie Zahnfleischbluten. Es ist
schmerzlindernd bei Muskelkater, Rheumatismus und Gelenkbeschwerden und entzündungshemmend bei Infekten der ableitenden
Harnwege, Blasenentzündung und Unterleibsproblemen.

Raumluft
In die Duftlampe gibt man ca. 3–4, bei Infekten 10–20 Tropfen Teebaum-Öl. Sein aromatischer Duft ist desinfizierend, ausgleichend,
beruhigend und tonisierend.

Inhalieren

1 Eßlöffel Honig mit ca. 2–4 Tropfen Teebaum-Öl mischen und in ca. $^1/_4$–$^1/_2$ Liter warmes Wasser einrühren. Diese desinfizierende Anwendung ist entzündungshemmend bei Hautleiden, Akne und unreiner Haut sowie schleimlösend bei Infekten der oberen Luftwege, Schnupfen, Husten, Halsentzündung usw. Mit geschlossenen Augen inhalieren wegen möglicher Irritationen der Augen.

Massage

4–5 Eßlöffel eines fetten Basis-Öls (z.B. Jojoba-Öl, Sesam-Öl, Weizenkeim-Öl usw.) mit 1–5 Tropfen Teebaum-Öl mischen und die Haut, bei Bedarf Brust, Rücken, Stirn, Nase, Kieferhöhlenbereich, hinter den Ohren, Schultern, Rücken, Bauch (Solarplexus-Bauchbereich im Uhrzeigersinn), Rücken, Gelenke und Muskeln damit einreiben. Es lindert Akne, Hautleiden, Wundsein, Windeldermatitis, Milchschorf, Abzesse, Furunkel, Follikulitis, Psoriasis, Neurodermitis, Pilzbefall, Herpes, Schnittwunden und Schrammen, Frostbeulen, Sonnenbrand, Wundliegen und Brandwunden, ferner Infekte, Kopfweh, Schnupfen, Husten, Heuschnupfen, Ohrenschmerzen, Mageninfekte, Insektenstiche, Muskelkater, Nerven- und Gelenkschmerzen usw.
Die Fußreflexzonen-Massage begünstigt die Ausleitung von Schlackstoffen und aktiviert das Immunsystem.

Kompresse

1 Eßlöffel Honig mit ca. 3–6 Tropfen Teebaum-Öl mischen und in ca. $^1/_4$–$^1/_2$ Liter Wasser einrühren. Diese desinfizierende und schmerzstillende Anwendung ist bei Hautleiden, Akne und unreiner Haut, Verbrennungen, Muskel- und Gelenkschmerzen zu empfehlen.

Insektenstiche

Bei Insektenstichen die Hautstelle mit purem Teebaum-Öl betupfen. Der lästige Juckreiz wird dadurch gelindert und langanhaltenden Entzündungen vorgebeugt.

Verbrennung

Bei Verbrennung die Hautstelle mit purem Teebaum-Öl betupfen und dies mehrmals hintereinander wiederholen. Die sofortige Anwendung verhindert im allgemeinen größere Entzündungen und Hautrötung und wirkt schmerzlindernd.

Haarpflege

Bei Kopfhautproblemen, Kopfschuppen, Haarausfall, Kopfhautjucken, Ekzemen usw. in etwas Shampoo 2–5 Tropfen Teebaum-Öl mischen und die Haare damit einschäumen, vor dem Nachspülen etwas einziehen lassen. Anschließend die Kopfhaut und das Haar mit einer Mischung aus 10 ml Wasser und 2–4 Tropfen Teebaum-Öl einmassieren. Diese Behandlung öfter wiederholen, bis die Beschwerden nachlassen.

Mundhygiene

In ein Glas lauwarmes Wasser 2–4 Tropfen Teebaum-Öl träufeln und den Mund spülen und gurgeln. Es ist desodorierend bei Mundgeruch, schleimlösend und entzündungshemmend bei Infekten, Halsschmerzen, Husten, Zahnfleischentzündungen, Aphthen, Mundschleimhauterkrankungen und Druckstellen der Zahnprothese oder -spange. 1 Tropfen auf die Zahnbürste zum Zähneputzen gegeben wirkt desinfizierend.

Vollbad

2–3 Eßlöffel Honig mit ca. 6–8 Tropfen Teebaum-Öl mischen und in das eingelaufene Badewasser einrühren. Dieses regenerierende Bad ist zur Linderung von Haut- und Schleimhautleiden, Akne, Ekzemen, Schuppenflechte, Neurodermitis, grippalen Infekten, Unterleibsentzündungen und -beschwerden, Harnwegsinfekten (in diesen Fällen eignen sich auch Sitzbäder) usw. von großem Nutzen. Bei Fieber nicht baden.

Fußbad

1–2 Eßlöffel Honig mit ca. 3–4 Tropfen Teebaum-Öl mischen und in das eingelassene Wasser einrühren. Es wirkt desodorierend bei schwitzenden Füßen, lindert Hautleiden, Wunden und Ekzeme und entlastet strapazierte Füße und Beine.

Haushalt

In etwas Flüssigseife oder flüssiges Putzmittel 4–6 Tropfen Teebaum-Öl mischen und in das Wischwasser rühren bzw. in die Möbelpolitur oder auf den Staubsaugerbeutel 3–4 Tropfen träufeln. Zur Raumdesinfektion, z.B. bei Krankenzimmern, 200 ml warmes Wasser mit ca. 15–20 Tropfen Teebaumöl gut verschütteln, in den Zerstäuber füllen und den Raum öfters damit aussprühen.

Tierpflege

Bei Ungezieferbefall und deren Vorbeugung 1–10 Tropfen Teebaum-Öl mit ca. $\frac{1}{4}$ Liter Wasser mischen und das Fell damit einreiben. Bei Tieren, die kein Wasser vertragen, kann man die Fingerkuppen oder einen Tupfer mit Teebaum-Öl benetzen und durch das Fell des Tieres streichen. Diese Maßnahme hält Läuse und Zecken fern. Zum Baden 3–10 Tropfen in etwas Shampoo mischen und das Fell damit einschäumen. Bei Wunden, Verletzungen oder Ekzemen 1–5 Tropfen Teebaum-Öl mit 3–4 Eßlöffel fettem Öl (z.B. Kamillen-Öl, Ringelblumen-Öl usw.) mischen oder Teebaumöl-Balsam (eine zuverlässige Teebaumöl-Fertigcreme) verwenden, und die Hautschäden damit versorgen.

Hinweis

Teebaum-Öl sollte möglichst nicht pur auf größere Hautbezirke aufgetragen werden, da es u.U. zu Hautreizungen führen kann; dies gilt ganz besonders für Säuglinge, Kleinkinder und Erwachsene mit sensibler Haut. Es ist ratsam, einige Tropfen Teebaumöl wie oben beschrieben mit fettem Öl oder Wasser zu verdünnen oder Teebaumöl-Balsam (eine sanfte Teebaumöl-Fertigcreme) zu verwenden.

Sternzeichen	Jungfrau
Planet	Merkur
Element	Luft, Feuer, etwas Erde
Schwingungsebene	Basisnote

Thuja

Botanischer Name	Thuja occidentalis, T. plicata
Botanische Familie	Cupressaceae
Vorkommen	Europa, Amerika, Asien
Gewinnung	Wasserdampfdestillation der Blätter und Rinde des Thujabaumes (60–100 kg Pflanzenmaterial → 1 Liter Öl)
Bestandteile	α-Pinen, Borneol, Bornylacetat, d-Thujon, Fenchon, Fenon und ein Keton sowie Gerbsäuren sind die wichtigsten Inhaltsstoffe.

Duftnote
Holzig-würziger, kräftiger Duft

Psyche
Thuja-Öl wird bei emotioneller Empfindlichkeit, z.B. Weinen und Zittern beim Hören von Musik, fixen Ideen, Identifikationsproblemen und Persönlichkeitsspaltung verwendet. Es verhilft zu Selbstvertrauen, realitätsbezogenen Ansichten, wiedererlangter Klarheit und Sicherheit im Umgang mit psychischen Konflikten.

Anwendung
Thuja-Öl ist bei fetter Haut, Kopfschuppen, Haar- und Nagelwachstumsstörungen zu empfehlen. Es wird hilfreich eingesetzt bei chronischen Folgezuständen von tiefgreifenden Infektionskrankheiten. Besonders ist es bei allen Haut-, Schleimhaut- und Urogenitalproblemen, bei Folgen von Durchnässung sowie bei Impfschäden zu beachten. Dieses Öl setzt man bei rascher Erschöpfung mit Abmagerung, Magenschmerzen, Blähungen und Durchfall ein. Aber auch Neuralgien, chronischer Muskel- und Gelenkrheumatismus sowie hartnäckige Schlaflosigkeit gehören dazu.

Raumluft
In die Duftlampe gibt man ca. 3–4 Tropfen Thuja-Öl. Dieser holzig-herbe Duft hat eine besänftigende, ausgleichende Wirkung bei Ruhelosigkeit, Streß und Gereiztheit, er stimuliert das psychische Gleichgewicht und fördert das Selbstvertrauen.

Massage
4–5 Eßlöffel eines fetten Basis-Öls (z.B. Jojoba-Öl, Macadamia-nuß-Öl usw.) mit 1–2 Tropfen Thuja-Öl mischen und die Haut, bei Bedarf Brust, Ober- und Unterbauch (Solarplexus-Bauchregion im Uhrzeigersinn behandeln), Rücken, Muskeln und Gelenke damit einreiben. Diese Behandlung ist zur Linderung bei Hautproblemen,

Infekten, rheumatischen Erscheinungen und zur intensiveren Ausscheidung von Gewebeschlacken geeignet.

Bei der Fußreflexzonen-Massage wird die Entschlackung gefördert, die psychischen Schwächezustände abgebaut und das Allgemeinbefinden tonisiert.

Kompresse

1 Eßlöffel Honig mit ca. 1–2 Tropfen Thuja-Öl mischen und in ca. $1/2$ Liter Wasser einrühren. Bei Haut- und Schleimhautproblemen sowie rheumatischen Erscheinungen bringt diese hilfreiche Anwendung Erleichterung.

Haarpflege

In etwas Shampoo 1–2 Tropfen Thuja-Öl mischen und den Kopf damit einschäumen. Vor dem Nachspülen etwas einziehen lassen. Diese unterstützende Anwendung ist bei Haarausfall und Haarwuchsstörungen angezeigt.

Vollbad

2–3 Eßlöffel Honig mit ca. 2–4 Tropfen Thuja-Öl mischen und in das eingelassene Badewasser einrühren. Dieses aktivierende Bad wirkt stoffwechselfördernd, entschlackend und ausgleichend sowie desinfizierend bei Haut- und Schleimhautproblemen (auch im Genitalbereich). Bei Fieber nicht baden.

Fußbad

1 Eßlöffel Honig mit ca. 1–2 Tropfen Thuja-Öl mischen und in das eingelassene Wasser einrühren. Diese vitalisierende Anwendung wirkt entspannend und stoffwechselfördernd bei gestreßten und überlasteten Füßen und Beinen.

Hinweis

Nicht innerlich einnehmen! Nicht während der Schwangerschaft und nicht bei Epileptikern anwenden. Thuja-Öl nicht pur und äußerst sparsam verwenden, da es in größeren Dosen zu Krämpfen und Vergiftungen führen kann.

Sternzeichen	Steinbock
Planet	Saturn
Element	Erde, etwas Feuer
Schwingungsebene	Basisnote

Thymian rot, Thymian weiß

Botanischer Name	Thymus vulgaris, T. serpyllum
Botanische Familie	Labiatae
Vorkommen	Europa, Mittelmeerregion, Israel, Nordafrika
Gewinnung	Wasserdampfdestillation des frischen, blühenden Krautes (110–140 kg Kraut → 1 Liter Öl)
Bestandteile	Gerbsäure, Bitterstoffe, Essenz von zwei Phenolen (bis zu 60% Thymol und Carvacrol), Terpene (Terpinen, Lymen), Alkohole (Borneol, Linalool) sind die wichtigsten Inhaltsstoffe.

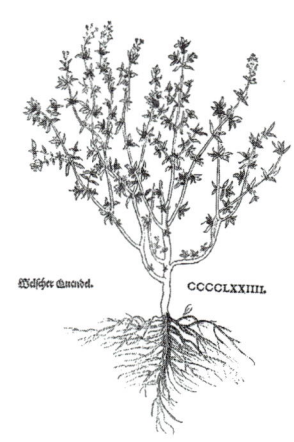

Duftnote

Kräftig-würziger Duft

Psyche

Thymian-Öl ist bei Depressionen, Energielosigkeit, Schwäche, reizbaren und launenhaften Gemütserscheinungen, Trotzreaktionen und Angst vor dem Alleinsein einzusetzten. Phantastische Träume sowie müdes und unausgeruhtes Erwachen, Erschöpfung nach geistigen und körperlichen Anstrengungen und der Mangel an Unternehmungslust gehören dazu. Dieses Öl hat tonisierende und aufbauende Eigenschaften. Es verleiht Mut und Selbstvertrauen, baut Ängste und Unsicherheit ab und es bestärkt den Willen, durch eigene Kraft die gesteckten Ziele zu erreichen.

Anwendung

Thymian-Öl ist sehr antiseptisch und desinfizierend und wird deshalb bei vielfachen Hautproblemen wie Akne, Krätze, Ekzemen und Furunkeln verwendet. Besonders ist es auch einzusetzen bei Infekten der oberen Luftwege wie Keuchhusten, Bronchitis, Asthma, Stirnhöhlen-, Hals- und Rachenentzündungen, des weiteren bei Magen-Darm-Störungen, bei Darmparasiten und bei Harnwegsbeschwerden. Es wirkt krampflösend bei Schmerzen und Koliken, bei Muskel- und Gelenkrheumatismus, Gicht und Arthritis. Seine tonisierenden Eigenschaften regen die Blutbildung an und stärken den Allgemeinzustand.

Raumluft

In die Duftlampe gibt man ca. 3–4 Tropfen Thymian-Öl. Sein aromatischer Duft wirkt desinfizierend bei Infekten, bei psychischen Tiefpunkten nervenstärkend und kräftigend für Körper und Seele.

Inhalieren

1 Eßlöffel Honig mit 1–2 Tropfen Thymian-Öl mischen und in ca. $^1/_4$–$^1/_2$ Liter warmes Wasser einrühren. Diese Anwendung ist entzündungshemmend und desinfizierend bei Infekten, Verschleimung, Husten und Erkältungen.

Massage

3–4 Eßlöffel eines fetten Basis-Öls (z.B. Schwarzkümmel-Öl, Kamillen-Öl usw.) mit 1–3 Tropfen Thymian-Öl mischen und die Haut, bei Bedarf Brust, Rücken, Gelenke und Muskeln damit einreiben; zur Linderung von Hautproblemen, Ekzemen, Insektenstichen, Blutergüssen, Schnittwunden, Schrammen, grippalen Infekten, Husten, Schnupfen, Katarrh, Magen-Darm-Störungen, Gastritis, Durchfall, sowie Rheuma, Gichtknoten, Rückenschmerzen, Ischias, Muskel- und Gelenkbeschwerden und klimakterischen Problemen sowie zur Tonisierung des geschwächten Organismus.
Bei der Fußreflexzonen-Massage wird die Ausleitung von Schlackstoffen angeregt, Streßsituationen gemildert und die Unternehmungslust stimuliert.

Kompresse

1 Eßlöffel Honig mit 1–3 Tropfen Thymian-Öl mischen und in $^1/_4$–$^1/_2$ Liter Wasser einrühren. Diese Anwendung ist bei Hautproblemen, Akne, Abzessen, Furunkeln, Quetschungen, Zerrungen, Verstauchungen und Prellungen sowie bei rheumatischen Beschwerden und Rückenschmerzen zu empfehlen.

Haarpflege

Bei Kopfhautschuppen, Kopfjucken und Haarproblemen eine Zeitlang kurmäßig 2–3 Tropfen Thymian-Öl in etwas Shampoo geben und den Kopf damit einschäumen, vor dem Ausspülen etwas einwirken lassen. Zur Nach- und Zwischenbehandlung 10 ml warmes Wasser mit 2–4 Tropfen Thymian-Öl mischen und die Kopfhaut und Haare damit wiederholt einreiben bis die gewünschte Besserung erreicht ist.

Vollbad

2–3 Eßlöffel Honig mit ca. 2–5 Tropfen Thymian-Öl mischen und in das eingelaufene Badewasser einrühren. Dieses Bad unterstützt den Genesungsprozeß bei Infekten, Rheuma, Hexenschuß, Muskel- und Gelenkproblemen sowie Verspannungen, bei Akne, Ekzemen, Herpes, Hautleiden, klimakterischen Störungen, Erschöpfungszuständen und seelischen Krisen. Es ist ausleitend und entschlackend und kräftigt den geistigen und körperlichen Allgemeinzustand.

Küche

Thymian-Öl eignet sich vorzüglich zum Verfeinern von Gemüse-, Fleisch- und Fischgerichten sowie von Soßen, Marinaden, Suppen, Reis, Hülsenfrüchten und Nudel- bzw. Teigwarengerichten (Pizza). Sehr sparsam verwenden! 1–2 Tropfen mit etwas Speiseöl mischen und damit abschmecken.

Hinweis

Nicht während der Schwangerschaft und nicht bei Epileptikern verwenden. Aufgrund seiner durchblutungsfördernden Wirkung kann Thymian-Öl bei sensibler Haut Irritationen hervorrufen. Es ist ratsam, vor der Anwendung einen Hauttest durchzuführen.

Thymian, rot
(Thymus vulgaris)

Sternzeichen	Widder
Planet	Mars, Pluto
Element	Feuer
Schwingungsebene	Leichte Basisnote

Thymian, weiß
(Thymus serpyllum)

Sternzeichen	Löwe
Planet	Sonne
Element	Feuer
Schwingungsebene	Leichte Basisnote

Verbena

Botanischer Name	Lippia citriodora, Aloysia citriodora
Botanische Familie	Verbenaceae
Vorkommen	Südamerika, Chile, Europa, Asien, Nordafrika, Indien, Australien, karibische Inseln, Réunion
Gewinnung	Wasserdampfdestillation der Blätter und Stengel des Zitronenstrauchs (500 kg Pflanzenmaterial → 1 Liter Öl)
Bestandteile	Zu 30–45 % Citral, Caryophyllen, Cineol, Geraniol, Limonen, Linalool, Methylheptenon, Nerol, Terpineol
Hinweis	Verbena, *Lippia citriodora*, ist nicht zu verwechseln mit seinem Verwandten, dem Eisenkraut, *Verbena officinalis*.

Duftnote

Lieblich-weicher Zitrusduft

Psyche

Verbena-Öl wird bei depressiver Verstimmung, geistiger Erschöpfung, nervöser Schwäche und Schlaflosigkeit eingesetzt. Es fördert die Konzentrationsbereitschaft, regt die Geistesfähigkeiten und Motivation an, stimuliert das psychische Gleichgewicht, verleiht Ausgeglichenheit und Harmonie und läßt uns die Schönheit des Augenblicks genießen.

Anwendung

Verbena-Öl wird in vielen Kosmetika verwendet, da es sehr hautpflegend und -regenerierend ist. Es findet Anwendung bei fetter, unreiner Haut, bei Akne, Ekzemen und Hautirritationen. Sein günstiger Einfluß auf das Bindegewebe wird bei Sportverletzungen, Prellungen, Zerrungen und Blutergüssen deutlich. Dieses Öl ist außerdem entzündungshemmend und wird bei Magen- und Darmstörungen, bei Verstopfung sowie zur Ausleitung über die Nieren eingesetzt. Schwindel und nervöse Herzbeschwerden mit Herzklopfen gehören ebenfalls dazu. Ferner ist es wehenfördernd und begünstigt den Milchfluß während der Stillzeit. Seine krampflösenden Eigenschaften werden bei Spasmen und Epilepsie geschätzt.

Raumluft

In die Duftlampe gibt man ca. 3–4 Tropfen Verbena-Öl. Dieser feine, zitronenartige Duft zerstreut Trübsinn und Melancholie, er vermittelt Energie und Lebenslust, verbreitet eine harmonische, ausgeglichene, heitere Atmosphäre und fördert die Kreativität.

Massage

3–4 Eßlöffel eines fetten Basis-Öls (z.B. Arnika-Öl, Johanniskraut-Öl usw.) mit 2–3 Tropfen Verbena-Öl mischen und die Haut, Stirn, Schläfen und Nacken, Brust und Herzgegend, den Magen-Darm-Bereich (Solarplexus-Bauchregion im Uhrzeigersinn behandeln) sowie Muskeln und Gelenke damit einreiben. Bei Hautproblemen, Akne, Mitessern, Ekzemen, Magen-Darm-Störungen, Koliken und Blähungen, nervösem Herzklopfen und Herzbeschwerden, Schwindel und psychischen Krisen, Verspannungen und Verkrampfungen sowie Sportverletzungen, Zerrungen, Prellungen und Blutergüssen ist diese Behandlung erfolgreich und belebt und vitalisiert das psychische und körperliche Wohlbefinden.
Bei der Fußreflexzonen-Massage werden die energetischen und kreativen Kräfte angeregt und das Allgemeinbefinden stabilisiert.

Kompresse

1 Eßlöffel Honig mit 2–5 Tropfen Verbena-Öl mischen und in ca. $^1/_4$–$^1/_2$ Liter Wasser einrühren. Akne, Mitesser, strapazierte und gestreßte Haut sowie andere Hautprobleme erfahren durch das desinfizierende und tonisierende Verbena-Öl rasche Hilfe. Auch Blähungen, Magen-Darm-Verstimmungen sowie Sportverletzungen, Prellungen, Zerrungen, Verstauchungen und Blutergüsse, Muskel- und Gelenkschmerzen mit Verspannungen reagieren günstig auf diese schmerzlindernde und entspannende Anwendung; genauso wie nervöse Herzbeschwerden, Herzklopfen und Schwindel. Bei Herzklopfen die Kompresse auf die Herzgegend legen, bei Schwindel auf Stirn und Nacken.

Mundhygiene

Als tägliche Mundpflege 1 Tropfen Verbena-Öl in $^1/_2$ Glas Wasser träufeln und damit den Mund spülen und gurgeln; verhindert Mundgeruch und verleiht frischen Atem, beugt Zahnfleischentzündungen und Infekten im Rachen vor.

Vollbad

2–3 Eßlöffel Honig mit ca. 6–8 Tropfen Verbena-Öl mischen und in das eingelaufene Badewasser einrühren. Dieses Bad unterstützt den Genesungsprozeß bei Hautleiden, Muskel- und Gelenkproblemen, es beugt Erschöpfung und nervlichen Schwächezuständen vor und stabilisiert das Allgemeinbefinden. Bei Fieber nicht baden.

Sternzeichen	Wassermann
Planet	Uranus
Element	Luft, Wasser
Schwingungsebene	Kopfnote

Vetiver

Botanischer Name	Vetiveria zizanioides, Andropogon muraticus
Botanische Familie	Gramineae
Vorkommen	Indonesien, Malaysien, Réunion, Indien, China, Afrika, Südamerika
Gewinnung	Wasserdampfdestillation der getrockneten Wurzeln des exotischen Grases (50 kg Gras → 1 Liter Öl)
Bestandteile	Vetiverol ist der wichtigste Inhaltsstoff.

Duftnote Moosartig-erdig, leicht herber Duft

Psyche Vetiver-Öl ist bei überreizten Nerven, Streß, Unruhe, Schlafstörungen und depressiven Verstimmungen angezeigt. Sexuelle Unlust, Frigidität und Impotenz sowie Wochenbettdepression gehören dazu. Es verbessert den seelischen Gemütszustand, stimmt tolerant und nachsichtig, verdeutlicht die Grenzen des Irdischen Seins. Es wirkt euphorisierend und aphrodisierend, vermittelt klare Gedankengänge und realistische Vorstellungen und läßt die wahren Werte und Ideale deutlicher erkennen.

Anwendung Vetiver-Öl wird in Kosmetika eingesetzt bei trockener, schuppiger, strapazierter und welker Haut. Es wirkt hautregenerierend, belebend und aufbauend. Dieses Öl enthält viele pflanzliche Hormone und wird deshalb bei gestörtem Sexualverhalten, nach Eierstock-Operationen sowie bei Menstruations- und klimakterischen Beschwerden verwendet.

Raumluft In die Duftlampe gibt man ca. 3–4 Tropfen Vetiver-Öl. Dieser erdige Duft vertreibt die lästigen Insekten, er stärkt das Nervensystem, verbreitet eine entspannte, gelassene, harmonische Atmosphäre und wirkt aphrodisierend.

Massage 3–4 Eßlöffel eines fetten Basis-Öls (z.B. Jojoba-Öl, Macadamianuß-Öl usw.) mit 1–2 Tropfen Vetiver-Öl mischen und die Haut, bei Bedarf Bauch (Solarplexus-Bauchgregion im Uhrzeigersinn behandeln) und Rücken damit einreiben. Diese Anwendung wirkt als Tonikum für die Haut, sie stimuliert den Hormonhaushalt

nach Unterleibs-Operationen und bei klimakterischen Störungen, Frigidität und Impotenz.
Bei der Fußreflexzonen-Massage werden Schwächezustände abgebaut und die körperlichen Kräfte aktiviert.

Kompresse

1 Eßlöffel Honig mit ca. 1–3 Tropfen Vetiver-Öl mischen und in $^1/_4$ Liter Wasser einrühren; diese regenerierende Anwendung ist bei der trockenen und behandlungsbedürftigen Haut sowie bei hormonellen Defiziten angezeigt.

Vollbad

2–3 Eßlöffel Honig mit ca. 3–6 Tropfen Vetiver-Öl mischen und in das eingelassene Badewasser einrühren. Dieses tonisierende Bad ist bei Erschöpfungsphasen und Ermüdungserscheinungen hilfreich, es stimuliert den Hormonhaushalt und vitalisiert die seelische und körperliche Verfassung. Bei Fieber nicht baden!

Haushalt

Vetiver-Öl ist gegen Motten sehr wirksam. Man gibt auf einen Tupfer, auf Watte oder ein Löschblatt einige Tropfen dieses Öls und legt damit die Schränke aus.

Hinweis

Nicht innerlich einnehmen!

Sternzeichen	Stier
Planet	Venus
Element	Erde
Schwingungsebene	Basisnote

Wacholder

Botanischer Name	Juniperus communis
Botanische Familie	Cupressaceae
Vorkommen	Europa, Kanada, Amerika
Gewinnung	Wasserdampfdestillation der reifen Wacholderbeeren (50–200 kg Beeren → 1 Liter Öl)
Bestandteile	Borneol und Isoborneol, Cadinen, Pinen, Camphen, Terpineol.

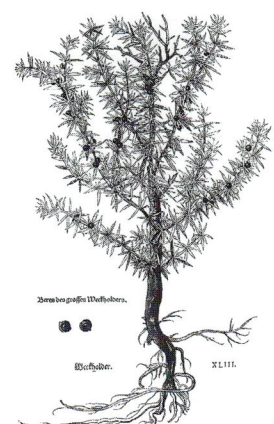

Duftnote

Kräftig-würziger Duft

Psyche

Wacholder-Öl wird bei innerer Unruhe, Angst-Psychosen und überreizten Nerven eingesetzt. Es beruhigt und beschwichtigt die überreagierenden Sinne, wirkt ausgleichend und harmonisierend und bringt Ordnung und Klarheit in die imaginäre Gedankenwelt.

Anwendung

Wacholder-Öl hat einen günstigen Einfluß auf fette Haut, Akne, Ekzeme, Couperose (sichtbare Äderchen und Rötung im Gesicht und auf den Wangen), Cellulite, Narben, Abszesse, Furunkel, Infekte mit Husten und Kopfweh. Es ist entschlackend und blutreinigend und findet Anwendung bei Arteriosklerose, Gicht, Rheumatismus, Rückenschmerzen und Muskelverspannungen. Seine entzündungshemmenden und harntreibenden Eigenschaften werden bei Blasen- und Nierenleiden sowie bei Wasseransammlungen sehr geschätzt.

Raumluft

In die Duftlampe gibt man ca. 3–4 Tropfen Wacholder-Öl. Sein aromatischer Duft verbreitet eine entspannte, ausgleichende und klärende Atmosphäre; er stimuliert das seelische Gleichgewicht und harmonisiert die unstete Gedankenwelt.

Massage

3–4 Eßlöffel eines fetten Basis-Öls (z.B. Kamillen-Öl, Mandel-Öl usw.) mit ca. 1–3 Tropfen Wacholder-Öl mischen und die Haut, bei Bedarf Rücken, Muskeln und Gelenke damit einreiben. Es ist entschlackend und durchblutungsfördernd bei Couperose (feine sichtbare Äderchen auf den Wangen), Cellulite, Verspannungen, Gelenkschmerzen, Rheuma, Gicht, Infekten sowie Blasen- und Nierenleiden.

Bei der Fußreflexzonen-Massage wird eine entschlackende und ausleitende Wirkung erzielt und das innere Gleichgewicht gekräftigt.

Kompresse

1 Eßlöffel Honig mit ca. 1–3 Tropfen Wacholder-Öl mischen und in ca. $1/4$–$1/2$ Liter Wasser einrühren. Diese Anwendung empfiehlt sich bei Couperose, fetter Haut, Akne, Ekzemen und sonstigen Hautproblemen, bei Cellulite und rheumatischen Formen, bei Gicht, Muskelverspannungen und Gelenksteife.

Vollbad

2–3 Eßlöffel Honig mit 3–6 Tropfen Wacholder-Öl mischen und in das eingelassene Badewasser einrühren. Dieses Bad ist entschlackend und durchblutungsfördernd, lindert Muskel- und Gelenkschmerzen und stärkt das Wohlbefinden. Bei Fieber nicht baden.

Küche

Wacholder-Öl eignet sich gut zum Verfeinern von Gemüse, vor allem Weiß- und Rotkraut sowie Sauerkraut, von Fisch-, Fleisch-, Geflügel- und Wildgerichten, ferner von Soßen und Marinaden. Sehr sparsam verwenden! 1–2 Tropfen mit etwas Speiseöl mischen und damit abschmecken.

Hinweis

Nicht während der Schwangerschaft und nicht bei akuter Nierenerkrankung verwenden.

Sternzeichen	Steinbock
Planet	Saturn, Mars
Element	Feuer, Erde
Schwingungsebene	Leichte Basisnote

Weihrauch, Olibanum

Botanischer Name Boswellia carteri, B. thurifera

Botanische Familie Burseraceae

Vorkommen Afrika, Arabien, China

Gewinnung Extraktion und Wasserdampf-destillation des Weihrauchharzes (15–20 kg Olibanum → 1 Liter)

Bestandteile Ketonalkohol (Olibanol), 30–60 % Harzsubstanzen, Camphen, Dipenten, α- und β-Pinen, Phellandren

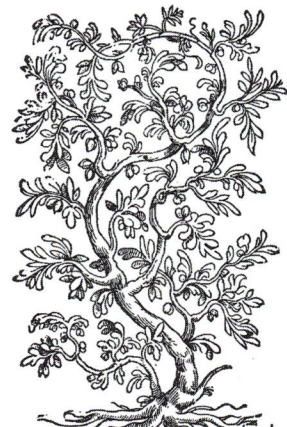

Duftnote Balsamisch-dezenter Duft

Psyche Weihrauch-Öl ist bei triebhaften Überreaktionen, Rastlosigkeit, psychischen Ängsten und geistiger Übererregung angezeigt. Es sammelt die unruhigen Gedanken, wirkt besänftigend auf das überreizte Gemüt und bringt Klarheit und Gelassenheit in die seelische Verfassung. Dieses Öl wird bevorzugt für Meditationen eingesetzt, da es Geborgenheit und Frieden vermittelt und die spirituellen Kräfte anregt. Geistige Aktivitäten werden gefördert und Ideen in die Realität umgesetzt.

Anwendung Weihrauch-Öl hat desinfizierende und hautregenerierende Eigenschaften und wird bei strapazierter, welker und müder Haut, bei Hautunreinheiten, Akne, Wunden, Ekzemen, Narben und Gicht verwendet. Grippale Infekte, Katarrh, Husten und Stockschnupfen gehören ebenfalls dazu. Es ist ein gutes Brust- und Lungenmittel und wurde im Mittelalter bei Blutungen, Blutstürzen und Brustentzündungen eingesetzt, daneben werden ihm uteruswirksame Fähigkeiten zugesprochen.

Raumluft In die Duftlampe gibt man ca. 3–4 Tropfen Weihrauch-Öl. Es ist sehr raumluftreinigend! Dieser dezente, weiche Duft besänftigt die überreagierende Psyche, er regt zur Meditation und geistigen Sammlung an und vermittelt friedliche Geborgenheit.

Bedampfungs-gerät

Weihrauch-Öl eignet sich gut für die Gesichts- und Hautbehandlung bei der strapazierten, ermüdeten Haut und bei Vernarbungen.

Massage

3–4 Eßlöffel eines fetten Basis-Öls (z.B. Mandel-Öl, Jojoba-Öl usw.) mit 2–4 Tropfen Weihrauch-Öl mischen und die Haut, Stirn, Kieferhöhlenbereich, Nacken, hinter den Ohren, Brust und Rücken nach Bedarf damit einreiben. Diese Anwendung verschafft Linderung bei Infekten der oberen Luftwege, bei Schnupfen und Husten, ferner bei Hautproblemen, Wunden und Narben.
Bei der Fußreflexzonen-Massage werden übersteuerte Gefühlsreaktionen beschwichtigt und das psychische Gleichgewicht normalisiert.

Kompresse

1 Eßlöffel Honig mit ca. 1–3 Tropfen Weihrauch-Öl mischen und in ca. $1/4$–$1/2$ Liter Wasser einrühren. Diese Anwendung wird erfolgreich bei strapazierter Haut, Akne und Narben eingesetzt.

Vollbad

2–3 Eßlöffel Honig mit ca. 4–6 Tropfen Weihrauch-Öl mischen und in das eingelaufene Badewasser einrühren. Dieses wohltuende Bad lindert Hautprobleme und Infekte, sorgt für Entspannung und Kräftigung von Körper, Geist und Seele. Bei Fieber nicht baden.

Hinweis

Nicht innerlich einnehmen.

Sternzeichen	Steinbock
Planet	Saturn
Element	Feuer, etwas Luft
Schwingungsebene	Leichte Basisnote

Wintergrün

Botanischer Name	Gaultheria procumbens
Botanische Familie	Ericaceae
Vorkommen	Amerika, Asien
Gewinnung	Wasserdampfdestillation der Winter-grünblätter des immergrünen Strauches (80–110 kg Blätter → 1 Liter Öl)
Bestandteile	Zu 90–95 % Methylsalicylat, Keton, sekundärer Alkohol und Ester

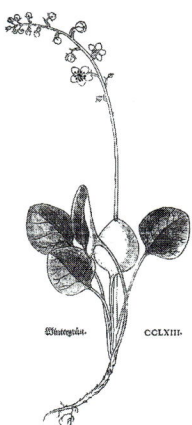

Wintergrün.   CCLXIII.

Duftnote

Kräftiger, süß-würziger Duft

Psyche

Wintergrün-Öl ist bei nervösen Überreaktionen, depressiver Verstimmung und Frustration sowie Erbrechen und zügellosem Appetit trotz ausgeprägter Magenempfindlichkeit angezeigt. Unangemessene sexuelle Erregung gehört ebenfalls dazu. Dieses Öl stimmt die überreizten Sinne auf Harmonie und Gelassenheit ein und verhilft zu vernunfts- und realitätsbezogenem Handeln.

Anwendung

Wintergrün-Öl findet Anwendung bei neuralgischen Beschwerden im Gesicht und Kopf, bei Ischias, Muskel- und Gelenkschmerzen, sportlichen Überanstrengungen, Gelenksteife und entzündlichem Rheumatismus. Ferner bei akuter Gastritis mit anhaltendem Erbrechen und heftigem Oberbauchschmerz, bei Blasen- und Prostatareizung sowie Nierenentzündung.

Raumluft

In die Duftlampe gibt man ca. 3–4 Tropfen Wintergrün-Öl. Dieser intensive, süß-aromatische Duft verbreitet Ruhe und Gelassenheit, er dämpft die überreizten Sinne und stimmt optimistisch.

Massage

4–5 Eßlöffel eines fetten Basis-Öls (z.B. Johanniskraut-Öl, Kamillen-Öl usw.) mit ca. 3–5 Tropfen Wintergrün-Öl mischen. Bei Bedarf Ober- und Unterbauch sowie Kieferknochen, Rücken und Gelenke damit einreiben. Diese entspannende, krampflösende und schmerzlindernde Massage empfiehlt sich bei Magen-Darm-Störungen (Solarplexus-Bauchregion im Uhrzeigersinn behandeln) sowie Neuralgien, Muskelkater, Gliedersteife, sportlicher Überbelastung, rheumatischen Beschwerden, Tennisarm-, Ischias- sowie Nerven- und Gelenkschmerzen.

Bei der Fußreflexzonen-Massage werden übersteuerte Gefühlsreaktionen besänftigt und das vegetative Nervensystem harmonisiert.

Kompresse

1 Eßlöffel Honig mit ca. 1–3 Tropfen Wintergrün-Öl mischen und in ca. $1/4$–$1/2$ Liter Wasser einrühren. Diese entspannende Anwendung wird erfolgreich nach sportlichen Anstrengungen, bei Muskel- und Gelenkproblemen, bei rheumatischen Erscheinungen sowie bei Ober- und Unterbauch-Beschwerden eingesetzt.

Vollbad

2–3 Eßlöffel Honig mit ca. 3–6 Tropfen Wintergrün-Öl mischen und in das eingelassene Badewasser einrühren. Dieses harmonisierende Bad mildert Verspannungen, Muskel- und Gelenkprobleme, wirkt ausgleichend und tonisierend, stärkt den Allgemeinzustand und beruhigt die überreizten Sinne.

Sternzeichen	Wassermann
Planet	Uranus
Element	Luft, Feuer
Schwingungsebene	Kopfnote

Ylang-Ylang

Botanischer Name   Cananga odorata

Botanische Familie   Anonaceae

Vorkommen   Réunion, Madagaskar, Philippinen, Komoren, Sumatra, Java, Mayotta, Tahiti

Gewinnung   Wasserdampfdestillation der frischen Blüten des Ylang-Ylang-Baumes (50–70 kg Blüten → 1 Liter Öl)

Bestandteile   Freies und verestertes Linalol, Safrol, Eugenol, Geraniol, Pinen, Sesquiterpene, Cardinen, Benzyl-Benzoat, Ameisensäure, Benzoesäure, Essigsäure, Salicylsäure, Baldriansäure

Duftnote   Süß-blumiger, sinnlicher Duft

Psyche   Ylang-Ylang-Öl wird bei psychischen Erregungen, Enttäuschungen, Zweifel, Zorn, Unsicherheit, nervöser Unruhe und Schlafstörungen verwendet. Es wirkt aufhellend und optimistisch, ist stark aphrodisierend, stimmt versöhnlich und tolerant, es verbreitet Sanftmut, Harmonie, Heiterkeit und Zufriedenheit, hebt das Selbstwertgefühl und stärkt das Vertrauen.

Anwendung   Ylang-Ylang-Öl findet in Kosmetika Verwendung bei müder und behandlungsbedürftiger Haut. Es fördert die Zellregeneration, tonisiert, entspannt und glättet die Haut. Im letzten Jahrhundert wurde es als Antiseptikum bei Darminfektion, Durchfall und Blähungen, bei Fieberkrankheiten, Malaria und auch bei Harnwegsinfekten eingesetzt. Dieses Öl hat Einfluß auf die Hypophyse und ist hilfreich bei Wechseljahrbeschwerden, nach Unterleibs-Operationen, bei Frigidität und Impotenz. Es besitzt eine intensive, aphrodisierende Wirkung, stimuliert die erotischen Gefühle und normalisiert die partnerschaftliche Beziehung.

Raumluft   In die Duftlampe gibt man ca. 2–4 Tropfen Ylang-Ylang-Öl. Dieser süße, liebliche Duft verbreitet eine aufhellende, entspannende und aphrodisierende Atmosphäre, er senkt die Herzschlagfrequenz und den Blutdruck, verbreitet Sanftmut und Harmonie.

Bedampfungsgerät   Das harmonisierende Ylang-Ylang-Öl eignet sich gut zur apparativen Gesichts- und Hautbehandlung.

Massage

4–5 Eßlöffel eines fetten Basis-Öls (z.B. Jojoba-Öl, Mandel-Öl, Weizenkeim-Öl usw.) mit 1–2 Tropfen Ylang-Ylang-Öl mischen und die Haut damit einreiben. Diese entspannende Anwendung eignet sich zur Gesichtsbehandlung und Ganzkörpermassage, zur Stimulierung der hormonellen Defizite bei Frigidität und Impotenz sowie Wechseljahrbeschwerden und zur Intensivierung der partnerschaftlichen Beziehung.

Bei der Fußreflexzonen-Massage werden psychische Erregungen, Hektik und Streß reduziert, das Gefühlsleben harmonisch stimuliert und die Vitalität gestärkt.

Kompresse

1 Eßlöffel Honig mit 1–2 Tropfen Ylang-Ylang-Öl mischen und in ca. $\frac{1}{4}$ Liter Wasser einrühren. Mit dieser regenerierenden Behandlung wird die irritierte, gestreßte und müde Haut sanft belebt.

Vollbad

2–3 Eßlöffel Honig mit ca. 3–6 Tropfen Ylang-Ylang-Öl mischen und in das eingelassene Badewasser einrühren. Dieses wohltuende Bad löst Verspannungen sowie streßbedingte, psychische Belastungen, es stimuliert die sinnlichen Bedürfnisse und wirkt harmonisierend. Bei Fieber nicht baden.

Hinweis

Ylang-Ylang-Öl nicht innerlich einnehmen und nicht bei Kindern anwenden.

Sternzeichen	Stier, Skorpion
Planet	Venus
Element	Wasser, etwas Erde
Schwingungsebene	Herznote

Ysop

Botanischer Name	Hyssopus officinalis
Botanische Familie	Labiatae
Vorkommen	Mittelmeerregion, Europa, Amerika
Gewinnung	Wasserdampfdestillation des Ysopkrauts (ca. 200–300 kg Kraut → 1 Liter Öl)
Bestandteile	Alkohole, Geraniol, Borneol, Thujon, Phellandren, sowie ein hoher Anteil des Terpenketons Pinocamphon

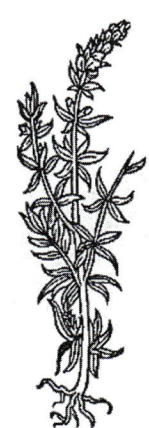

Duftnote

Aromatischer, leicht herber Duft

Psyche

Ysop-Öl ist bei psychischer Schwäche, Reizbarkeit, depressivem Verhalten und Konzentrationsmangel angezeigt. Es stabilisiert das erschöpfte Nervensystem, stimuliert die geistigen Fähigkeiten und unterstützt das Denkvermögen.

Anwendung

Ysop-Öl ist desinfizierend und findet Anwendung bei Hautunreinheiten und Hautproblemen. Aber auch bei Grippe, Infekten der oberen Luftwege mit Bronchitis und Verschleimung, chronischen Katarrhen, Asthma, Halsschmerzen, Rippenfellentzündungen sowie Lungenleiden leistet es gute Dienste. Magen- und Darmprobleme mit Verdauungsstörungen und Appetitmangel gehören ebenfalls zu seinem Indikationsbereich. Ferner ist es wundheilend bei Ekzemen und Hautleiden und wird bei Blutergüssen, blauen Flecken, Schnittwunden, Schrammen und Zerrungen sowie rheumatischen Beschwerden eingesetzt. Es ist blutdruckausgleichend, stärkt das Allgemeinbefinden und wirkt tonisierend nach zehrenden Krankheiten.

Raumluft

In die Duftlampe gibt man ca. 3–4 Tropfen Ysop-Öl. Dieser aromatisch-würzige Duft ist raumluftreinigend, desinfizierend bei Infekten, er fördert die geistigen Fähigkeiten und steigert das Konzentrationsvermögen.

Massage

4–5 Eßlöffel eines fetten Basis-Öls (z.B. Jojoba-Öl, Arnika-Öl, Ringelblumen-Öl usw.) mit 1–2 Tropfen Ysop-Öl mischen und die Haut, bei Bedarf Rücken, Brust, Ober- und Unterbauch (Solarplexus-

Bauchregion im Uhrzeigersinn) damit einreiben. Diese Anwendung ist bei Hautleiden, blauen Flecken, Schnittwunden, Infekten, Bronchitis und Verschleimung sowie bei Magen-Darm-Störungen und rheumatischen Beschwerden zu empfehlen.

Bei der Fußreflexzonen-Massage werden nervliche Schwächezustände abgebaut, die körpereigene Abwehr stimuliert und das geistige Kräftepotential gesteigert.

Kompresse

1 Eßlöffel Honig mit 1–2 Tropfen Ysop-Öl mischen und in ca. $^{1}/_{4}$ Liter Wasser einrühren. Bei Hautschäden, Ekzemen, Wunden, Magen-Darm-Störungen sowie rheumatischen Beschwerden erweist sich diese Behandlung als sehr hilfreich.

Vollbad

2–3 Eßlöffel Honig mit ca. 3–5 Tropfen Ysop-Öl mischen und in das eingelassene Badewasser einrühren. Dieses entzündungshemmende Bad ist bei Hautschäden, Infekten und rheumatischen Erscheinungen heilungsfördernd. Außerdem werden die geistigen und körperlichen Kräfte aktiviert. Bei Fieber nicht baden.

Küche

Das aromatische Ysop-Kraut (nicht das Ysop-Öl) eignet sich vorzüglich zum Verfeinern von Suppen, Fisch- und Fleischgerichten, Salaten, Quark, Soßen und Marinaden.

Hinweis

Ysop-Öl nicht innerlich einnehmen, da es zu Nervenreizungen und epileptischen Anfällen kommen kann. Sensible Menschen sollten auf Anwendungen mit diesem Öl verzichten. Nicht bei Epileptikern und nicht während der Schwangerschaft verwenden.

Sternzeichen	Jungfrau
Planet	Merkur
Element	Erde, etwas Feuer
Schwingungsebene	Leichte Basisnote

Zeder, Zedernwacholder

Botanischer Name   Cedrus atlantica, Juniperus virginiana

Botanische Familie   Pinaceae, Cupressaceae

Gewinnung   Wasserdampfdestillation des zerkleinerten Holzes (35–40 kg Holz → 1 Liter Öl)

Vorkommen   Südeuropa, Nordafrika, Nord- und Mittelamerika

Bestandteile   *Cedrus atlantica:* Terpenkohlenwasser-stoffe, etwas Cedrol, Sesquiterpene, insbesondere Cadinen
Juniperus virginiana: Phenole (Kreosol, Gujakol) Sesquiterpene (Cadinen) und Terpene

Duftnote

Holzig-würziger Duft

Psyche

Zedernholz-Öl ist bei depressiven Verstimmungen, nervöser Unruhe, Angst und Mutlosigkeit angezeigt. Seine kraftspendende Wirkung verleiht neue Hoffnung, Zuversicht, Energie und Ausdauer. Es stärkt das seelische und körperliche Gleichgewicht, harmonisiert und beruhigt die überreizten Nerven, steigert das Selbstvertrauen, schärft den Orientierungssinn und verhilft der unsicheren Psyche, die offenstehenden Zukunftsperspektiven zu erkennen.

Anwendung

Zedernholz-Öl ist stark antiseptisch und hat sich bei vielen Hautproblemen wie Akne, Ekzemen, unreiner und trockener Haut, Schuppenflechten, Wunden, Hautirritationen, Herpes und Hautausschlägen bewährt. Der lästige Juckreiz nach Insektenstichen wird gelindert, die irritierte Haut beruhigt und entspannt sich. Auch bei Kopfschuppen und Haarausfall zeigt es gute Erfolge, ferner wird ihm eine aphrodisierende Wirkung zugeschrieben. Zedernholz-Öl stärkt das Immunsystem bei grippalen Infekten, bei Schnupfen, Bronchitis mit Verschleimung und Halsentzündungen, bei Blasen- und Harnwegsinfektionen. Des weiteren wird es gegen Hautparasiten und Motten eingesetzt.

Raumluft

In die Duftlampe gibt man ca. 3–4 Tropfen Zedernholz-Öl. Es ist raumluftreinigend und gut gegen Insekten. Sein würziger Duft ist desinfizierend, er mildert Ängste und depressive Verstimmungen und er bestärkt Selbstvertrauen und Zuversicht.

Massage

4–5 Eßlöffel eines fetten Basis-Öls (z.B. Jojoba-Öl, Weizenkeim-Öl, Makadamianuß-Öl etc.) mit 1–2 Tropfen Zedernholz-Öl mischen und die Haut, nach Bedarf Stirn, Nebenhöhlenregion, Brust, Rücken und Bauch damit betupfen und einreiben. Diese Behandlung ist bei Hautschäden, Ekzemen, Schuppenflechte, trockener Haut, Insektenstichen, bei Infekten, Bronchitis, Schnupfen und Verschleimung, angezeigt.
Bei der Fußreflexzonen-Massage wird die Entschlackung und Ausscheidung angeregt, was zum Abbau von Ödemen führt sowie das psychische Gleichgewicht normalisiert.

Kompresse

1 Eßlöffel Honig mit 1–2 Tropfen Zedernholz-Öl mischen und in ca. $1/4$–$1/2$ Liter Wasser einrühren. Diese Anwendung ist empfehlenswert bei entzündlichen Hautprozessen sowie bei Akne und trockener Haut.

Haarpflege

In etwas Shampoo 2–4 Tropfen Zedernholz-Öl mischen und den Kopf damit einschäumen, vor dem Nachspülen etwas einwirken lassen. Zur Nachbehandlung bei Schuppen, Haarausfall und Kopfjucken in 20 ml warmes Wasser 3–5 Tropfen Zedernholz-Öl träufeln, gut verschütteln und Kopfhaut und Haare damit einreiben. Diese Anwendung sollte kurmäßig vorgenommen werden, um einen spürbaren Erfolg zu erzielen.

Haushalt

Gegen die Mottenplage einen mit Zedernholz-Öl beträufelten Wattebausch in einen Eierbecher oder in ein Schälchen legen bzw. die Zedernhölzer wiederholt mit Zedernholz-Öl beträufeln und in den Schränken verteilen.

Hinweis

Zedernholz-Öl nicht innerlich einnehmen. Nicht bei Schwangeren und Epileptikern anwenden. Zeder enthält Thujon und kann das Zentralnervensystem reizen.

Sternzeichen	Jungfrau
Planet	Merkur
Element	Erde, etwas Feuer
Schwingungsebene	Basisnote

Zirbelkiefer

Botanischer Name	Pinus cembra
Botanische Familie	Pinaceae
Vorkommen	Alpen, Karpaten, Sibirien in einer Höhe von 1500–2500 m
Gewinnung	Wasserdampfdestillation der Nadeln (100 kg Nadeln → 1 Liter Öl)
Bestandteile	Camphen, Pinen, Harzsäure

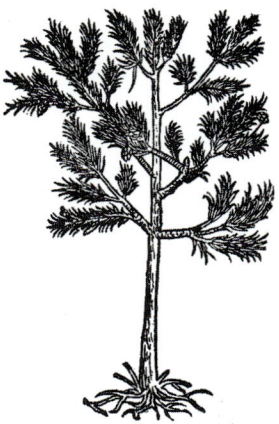

Duftnote

Frisch-leichter Harzduft

Psyche

Zirbelkiefern-Öl wird bei körperlicher und geistiger Erschöpfung, Kraftlosigkeit und Antriebsarmut verwendet. Es wirkt klärend, stärkt das psychische Gleichgewicht, verleiht Energie, Ausdauer sowie Beständigkeit und gibt Selbstvertrauen und Zuversicht.

Anwendung

Zirbelkiefern-Öl leistet gute Dienste bei erkältungsbedingten Beschwerden, bei Stirn-, Kiefernhöhlen- und Rachenentzündungen, bei Husten, Bronchitis und Asthma. Es stärkt das Immunsystem, ist schleimlösend, verbessert die Atmung und verringert das Infektrisiko. Außerdem hilft es, Insekten zu vertreiben. Dieses Öl ist eines der heilkräftigsten und besonders für die Menschen geeignet, die wenig an die frische Luft kommen und an Sauerstoffmangel leiden.

Raumluft

In die Duftlampe gibt man ca. 3–4 Tropfen Zirbelkiefern-Öl. Es ist stark raumluftreinigend. Dieser frische Duft verbreitet eine klärende, frohe und heitere Atmosphäre, er stärkt die körperliche und geistige Widerstandskraft sowie das Selbstvertrauen.

Inhalieren

1 Eßlöffel Honig mit ca. 1–3 Tropfen Zirbelkiefern-Öl mischen und in ca. $^1/_4$–$^1/_2$ Liter warmes Wasser einrühren. Die schleimlösende Wirkung lindert Infekte der oberen Luftwege, Schnupfen, Husten, Heiserkeit und Halsentzündungen.

Sauna

Zirbelkiefern-Öl ist ein wertvolles Sauna-Öl. In den Schöpfer mit Wasser gibt man ca. 3–6 Tropfen dieses Öls.

Massage

4–5 Eßlöffel eines fetten Basis-Öls (z.B. Weizenkeim-Öl, Avocado-Öl usw.) mit 1–3 Tropfen Zirbelkiefern-Öl mischen und die Haut, nach Bedarf Stirn, Nase, Brust und Rücken damit einreiben. Es ist schleimlösend bei Infekten, sorgt für verbesserte, tiefe Atmung und kräftigt das Immunsystem.
Bei der Fußreflexzonen-Massage werden Erschöpfung und Antriebsarmut abgebaut, der reduzierte Allgemeinzustand wird tonisiert, die Abwehr durch vitalisierende Impulse gesteigert.

Kompresse

1 Eßlöffel Honig mit ca. 1–3 Tropfen Zirbelkiefern-Öl mischen und in ca. $^1/_4$–$^1/_2$ Liter Wasser einrühren. Diese Anwendung verbessert die Durchblutung bei rheumatischen Beschwerden und erleichtert die Atmung bei grippalen Infekten.

Vollbad

2–3 Eßlöffel Honig mit 3–6 Tropfen Zirbelkiefern-Öl mischen und in das eingelassene Badewasser einrühren. Dieses entspannende Bad unterstützt den Genesungsprozeß bei Durchblutungsstörungen, Muskel- und Gelenkproblemen sowie grippalen Infekten und wirkt kräftigend auf das körperliche und psychische Allgemeinbefinden. Bei Fieber nicht baden.

Haushalt

2–3 Tropfen Zirbelkiefern-Öl in etwas Flüssigseife oder flüssiges Putzmittel mischen und in das eingelassene Wischwasser rühren bzw. 2–3 Tropfen in die Möbelpolitur mischen oder auf den Staubsaugerbeutel träufeln. Die Raumluft erhält dadurch eine angenehm frische Duftnote.

Sternzeichen	Steinbock
Planet	Saturn
Element	Erde, etwas Feuer
Schwingungsebene	Kopfnote

Zitrone

Botanischer Name	Citrus limonum
Botanische Familie	Rutaceae
Vorkommen	Südeuropa, Mittelmeerregion, Asien, Afrika, Amerika
Gewinnung	Kaltpressung der Zitronenschalen (60–70 kg Schalen → 1 Liter Öl)
Bestandteile	Bis zu 90 % Limonen, Citral, Cumarine (Bergamotin und Limettin) und Flavonoide (Diosin und Limocitricin)

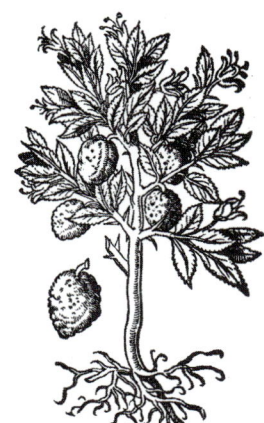

Duftnote

Fein-frischer Zitronenduft

Psyche

Zitronen-Öl wird bei seelischer und körperlicher Erschöpfung, Ermüdungserscheinungen, Antriebsarmut, Lustlosigkeit und Gleichgültigkeit verwendet. Es steigert die Konzentrationsfähigkeit, unterstützt die Aufmerksamkeit und den Unternehmungsgeist, belebt das Denkvermögen und entfaltet geistige Kreativität und Flexibilität.

Anwendung

Zitronen-Öl wird aufgrund seiner erfrischenden, desodorierenden und belebenden Eigenschaften gern in Kosmetika bei fetter, müder und gestreßter Haut sowie bei vielerlei Hautproblemen verwendet. Es besitzt einen hautstraffenden und tonisierenden Einfluß auf das Bindegewebe bei Faltenbildung, Cellulite, Nagelwachstumsstörungen, fettem Haar und Kopfschuppen. Die lymphflußanregende und durchblutungsfördernde Wirkung äußert sich günstig bei Couperose (sichtbaren feinen Äderchen mit Rötung auf den Wangen, im Gesicht), Venenproblemen und Krampfadern. Zitronen-Öl ist keimtötend und fiebersenkend und wird bei grippalen Infekten, bei Bronchitis, Hals-, Nasen-, Ohren- und Zahnfleischentzündungen sowie bei Magen- und Darm-Störungen, Blähungen und Durchfall, bei Leber-, Gallen- und Bauchspeicheldrüsen-Beschwerden verwendet. Es ist krampflösend und kühlend bei Kopfschmerzen und Migräne, Gicht, Rheumatismus, Gelenkproblemen und Muskelverspannungen. Ferner fördert es die Blutbildung, ist blutstillend bei Nasenbluten, blutverdünnend und blutdrucksenkend.

Zitrone

Raumluft

In die Duftlampe gibt man ca. 4–5 Tropfen Zitronen-Öl. Es ist stark raumluftreinigend und erfrischend. Dieser zarte, fein säuerliche Duft verbreitet eine anregende, belebende und heitere Atmosphäre, fördert Konzentration, Aufmerksamkeit und Arbeitseifer bei allen geistigen und praktischen Tätigkeiten und verringert Flüchtigkeitsfehler im Büro, in Arbeitsräumen und beim Lernen. Während der Autofahrt sorgt es für mehr Wachsamkeit, wenn man ein Taschentuch (mit 2–3 Tropfen Zitronen-Öl beträufelt) neben sich legt.

Inhalieren

1 Eßlöffel Honig mit ca. 1–3 Tropfen Zitronen-Öl mischen und in ca. $^1/_4$–$^1/_2$ Liter warmes Wasser einrühren. Dieser warme Zitronen-Dampf führt zu Erleichterung bei Infekten, bei Schnupfen, Verschleimung, bei Hautproblemen und Kopfschmerzen.

Bedampfungs-gerät

Das erfrischende Zitronen-Öl eignet sich gut zur apparativen Gesichts- und Hautbehandlung bei Hautunreinheiten, Falten und zur Hautglättung.

Massage

4–5 Eßlöffel eines fetten Basis-Öls (z.B. Jojoba-Öl, Macadamianuß-Öl, Schwarzkümmel-Öl usw.) mit 1–2 Tropfen Zitronen-Öl mischen und die Haut, bei Bedarf Schläfen, Nacken, Muskeln und Gelenke damit einreiben. Diese Anwendung ist desodorierend, entzündungshemmend, hautstraffend und aktivierend bei normaler sowie unreiner, fetter, müder und welker Haut, bei Akne, Mitessern, Couperose, Cellulite, Schuppenflechte, Frostbeulen usw. Ferner hilft es bei Blähungen und Verdauungsstörungen (Solarplexus-Bauchregion im Uhrzeigersinn einreiben), bei Venenproblemen und Krampfadern sowie bei Migräne, Kopfschmerzen, Muskel- und Gelenkbeschwerden. Bei der Fußreflexzonen-Massage werden Ermüdungsphasen abgebaut, die körperlichen und geistigen Fähigkeiten tonisiert.

Kompresse

1 Eßlöffel Honig mit 1–3 Tropfen Zitronen-Öl mischen und in ca. $^1/_4$–$^1/_2$ Liter Wasser einrühren. Diese hautstraffende und entzündungshemmende Wirkung bewährt sich bei großporiger und müder Haut, bei Couperose, Cellulite und weiteren Hautproblemen sowie bei Muskel- und Gelenkverspannungen.

Haarpflege

In etwas Shampoo 1–3 Tropfen Zitronen-Öl mischen und die Haare damit einschäumen, vor dem Nachspülen etwas einwirken lassen. Diese vitalisierende Anwendung ist bei Kopfhautjucken, Schuppen, strapaziertem und müdem Haar empfehlenswert.

Mundhygiene

In 1 Glas lauwarmes Wasser 1 Tropfen Zitronen-Öl mit 1 Teelöffel Heilerde gemischt einrühren und den Mund damit spülen und gurgeln; das fein duftende Zitronengemisch ist desodorierend, sorgt für frischen Atem und ist desinfizierend bei Entzündungen der Mundschleimhaut und Racheninfekten.

Vollbad

2–3 Eßlöffel Honig mit ca. 2–5 Tropfen Zitronen-Öl mischen und in das eingelassene Wasser einrühren. Dieses erfrischende Bad ist entspannend und aktivierend bei Erschöpfungs- und Ermüdungsphasen sowie Infekten und regenerierend bei Hautproblemen. Bei Fieber nicht baden.

Fußbad

1–2 Eßlöffel Honig mit ca. 1–3 Tropfen Zitronen-Öl mischen und in das eingelassene Wasser einrühren. Wirkt desodorierend und desinfizierend bei Hautleiden sowie müden und überlasteten Füßen und Beinen.

Küche

Zitronen-Öl eignet sich vorzüglich zum Verfeinern von Erfrischungsgetränken, Desserts, Quarkspeisen, Obstsalat und Kompott, zum Backen von Torten, Kuchen und Plätzchen, für Tortencremes, Zuckerguß sowie Soßen und Marinaden. Sparsam dosieren! 1–2 Tropfen mit etwas Honig mischen und damit aromatisieren.

Raumpflege

In etwas Flüssigseife oder flüssiges Putzmittel 2–3 Tropfen Zitronen-Öl mischen und in das Wischwasser einrühren, auf den Staubsaugerbeutel träufeln bzw. in die Möbelpolitur mischen. Die Raumluft erhält dadurch eine frische und belebende Duftnote.

Hinweis

Zitronen-Öl nicht unmittelbar zum Sonnenbaden verwenden, da es zu Fotosensibilisierung (Lichtflecken auf der Haut) kommen kann. Bei empfindlicher Haut können Irritationen auftreten; deshalb vor Gebrauch das Zitronen-Öl vedünnt testen.

Sternzeichen	Zwillinge
Planet	Merkur
Element	Luft
Schwingungsebene	Kopfnote

Zypresse

Botanischer Name	Cupressus sempervirens
Botanische Familie	Cupressaceae
Vorkommen	Südeuropa, Mittelmeerregion, Iran, Libanon
Gewinnung	Wasserdampfdestillation der Zweigspitzen und Früchte (80–100 kg Pflanzenmaterial → 1 Liter Öl)
Bestandteile	Tannine (ein ätherisches Öl zusammengesetzt aus d-Pinen, d-Camphen, d-Sylvestren), Cymen, Sabinol, Baldriansäure und Zypressenkampfer

Duftnote

Warm-holzig, milder Duft

Psyche

Zypressen-Öl wird bei Unentschlossenheit, Zweifel, Zaghaftigkeit und psychischen Ängsten verwendet. Dieses Öl vermittelt Sicherheit und mentale Stärke. Es bringt Klarheit in anstehende Entscheidungen, unterstützt die Charakterfestigkeit, verhilft zu Mut und Entschlußkraft und wirkt harmonisierend und stabilisierend auf den Gemütszustand.

Anwendung

Zypressen-Öl ist entzündungshemmend, tonisierend und hautstraffend. Deshalb wird es in Kosmetika bei fetter, unreiner und pflegebedürftiger Haut sowie bei Cellulite und Couperose (sichtbaren feinsten Äderchen mit Rötung auf den Wangen und im Gesicht) eingesetzt. Seine immunstimulierende Wirkung wird bei allen Erkältungsformen wie Grippe, Sinusitis, Bronchitis, Asthma und Keuchhusten geschätzt. Es verbessert die Atmung und ist schweißhemmend. Die krampflösenden Eigenschaften sind bei Menstruationsbeschwerden und Darmproblemen angezeigt. Es erweist sich auch als hilfreich bei Rheumatismus, Muskelverspannungen und Gelenkschmerzen sowie bei Krampfadern, Venenleiden, Hämorrhoiden und Eierstockzysten.

Raumluft

In die Duftlampe gibt man ca. 3–4 Tropfen Zypressen-Öl. Dieser kräftig-frische Duft wirkt raumluftreinigend und entspannend, er verbreitet Klarheit und fördert die Konzentration.

Inhalieren

1 Eßlöffel Honig mit ca. 2–4 Tropfen Zypressen-Öl mischen und in etwa ¼–½ Liter warmes Wasser einrühren. Der warme Zypressendampf hat eine schleimlösende und desinfizierende Wirkung, er lindert Infekte, Atemnot und Bronchitis.

Massage

4–5 Eßlöffel eines fetten Basis-Öls (z.B. Arnika-Öl, Ringelblumen-Öl, Jojoba-Öl usw.) mit ca. 1–3 Tropfen Zypressen-Öl mischen und Haut, bei Bedarf Brust, Rücken, Muskeln und Gelenke damit einreiben. Diese Anwendung ist bei Durchblutungs- und Kreislaufstörungen, Hautfalten, Cellulite und Couperose, Frostbeulen, Ödemen, Blutergüssen, Krampfadern, grippalen Infekten, Atemnot, Asthma und Keuchusten, bei Magen-Darm-Problemen sowie Muskel- und Gelenkverspannungen angezeigt.
Durch die Fußreflexzonen-Massage wird die Entschlackung gefördert, psychische Unsicherheiten abgebaut und das Selbstvertrauen gestärkt.

Kompresse

1 Eßlöffel Honig mit ca. 2–3 Tropfen Zypressen-Öl mischen und in ca. ¼–½ Liter Wasser einrühren. Diese hautstraffende Anwendung ist bei Couperose, Cellulite, müder, welker und gestreßter Haut angezeigt.

Vollbad

2–3 Eßlöffel Honig mit ca. 3–6 Tropfen Zypressen-Öl mischen und in das eingelassene Badewasser einrühren. Dieses tonisierende Bad verschafft Linderung bei Infekten, Unterleibsbeschwerden, Hämorrhoiden, Muskelverspannungen und Gelenkproblemen; es belebt und erfrischt die Haut und stärkt das Wohlbefinden für Körper und Geist. Bei Fieber nicht baden.

Fußbad

1 Eßlöffel Honig mit ca. 3–6 Tropfen Zypressen-Öl mischen und in das eingelassene Wasser einrühren. Diese aktivierende Anwendung zeigt gute Erfolge bei Schweißfüßen, fördert die Durchblutung und entlastet müde, schwere Beine und Füße.

Hinweis

Nicht während der Schwangerschaft und nicht bei Epileptikern verwenden!

Sternzeichen	Steinbock
Planet	Saturn
Element	Erde, etwas Feuer
Schwingungsebene	Basisnote

Hinweis

Die Behandlung mit ätherischen Ölen sollte so hautfreundlich wie möglich sein. Von einer Anwendung auf der Haut „pur" ist aufgrund der hohen Konzentration dieser ätherischen Öle bis auf wenige Ausnahmen abzusehen. Deshalb ist es ratsam, die ätherischen Öle, wie vorher beschrieben, mit einem „Basis"- oder „Träger"-Öl zu mischen und in dieser Form zu verwenden. Aus dem reichhaltigen Angebot der Basis-Öle sind hier einige Vorschläge.

Beschreibung der Basis-Öle

Aloe-vera-Öl

Botanischer Name Aloe barbadensis

Gewinnung Durch Extraktion der Aloe-vera-Blätter in Soja-Öl. Der Extrakt enthält die lipoiden Bestandteile der Blätter.

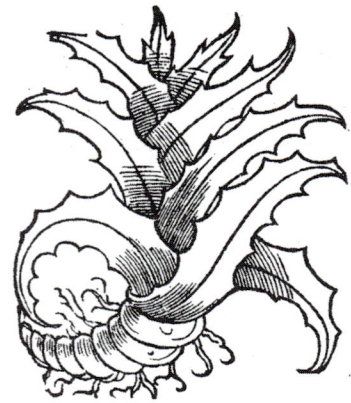

Fettsäure-bestandteile Linolsäure, Ölsäure, Palmitin-säure, Linolensäure, Stearinsäure

Anwendung Aloe-vera-Öl ist ein angenehmes und wohltuendes Gesichts-, Körper- und Massage-Öl und wird bevorzugt bei sensibler und empfindlicher Haut verwendet. Seine reizlindernden und besänftigenden Eigenschaften beugen Irritationen der Haut vor. Aloe-vera-Öl spendet Feuchtigkeit und entspannt die Haut auf angenehme Weise. Auch bei Sonneneinwirkung und Solariumbenutzung erweist sich dieses Öl als hilfreich, um evtl. auftretende Hautrötungen zu mildern.

Arnika-Öl

Botanischer Name   Arnica montana

Gewinnung   Extraktion der Arnikablüten mit Soja-Öl. Der Extrakt enthält die lipoiden Bestandteile der Blüten.

Fettsäuren-bestandteile   Linolsäure, Ölsäure, Palmitinsäure, α-Stearinsäure, Linolensäure, Palmitinsäure, Stearinsäure

Anwendung   Arnika-Öl wird aufgrund seiner anregenden und durchblutungs-fördernden Eigenschaften geschätzt. Insbesondere verwenden aktive Sportler dieses Öl zur Muskel- und Gelenk-Massage bei Verspannungen und Überbeanspruchung sowie zur Erhaltung der Elastizität der Muskeln, Bänder und Gelenke. Auch bei Sportverletzungen, blauen Flecken, Zerrungen, Muskelkater und Gelenksteife sowie Durchblutungsstörungen leistet es wertvolle Hilfe. Eine sanfte Nacken-, Schulter- und Rückenmassage mit Arnika-Öl fördert die Haut- und Muskeldurchblutung und setzt harmonische Akzente.

Avocado-Öl

Botanischer Name   Persea americana, P. grattissima,

Gewinnung   Durch Pressung oder Raffination

**Fettsäuren-
bestandteile**   Ölsäure, Palmitinsäure, Linolsäure, Stearinsäure, Palmitoleinsäure, Linolensäure, gesättigte und ungesättigte Fettsäuren

Anwendung   Avocado-Öl wird aufgrund seiner sanftwirkenden Eigenschaften sehr geschätzt. Insbesondere bei trockener und schuppiger Haut hat sich Avocado-Öl als angenehm glättend und reizlindernd bewährt und erzeugt ein äußerst angenehmes und wohltuendes Hautgefühl. Dieses Öl hält die Haut geschmeidig und elastisch und schützt sie vor Austrocknung.

Johanniskraut-Öl

Botanischer Name   Hypericum

Gewinnung   Durch Extraktion der Johannis-
krautblüten mit Oliven-Öl.
Der Extrakt enthält die lipoiden
Bestandteile der Blüten.

Fettsäuren-
bestandteile   Ölsäure, Palmitinsäure, Linolsäure,
Stearinsäure, Palmitoleinsäure, Linolensäure, Arachinsäure, Gadoleinsäure, Behensäure, Erucasäure

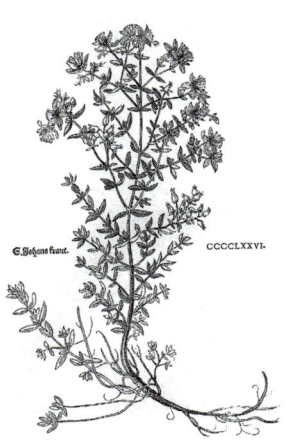

Anwendung

Johanniskraut-Öl erfreut sich großer Beliebtheit als Gesichts-,
Haut- und Massage-Öl. Es wirkt beruhigend und besänftigend bei
irritierter Haut, bei Sonnenbrand, verspannter Muskulatur und
gereizten Nerven sowie depressivem Verhalten. Auch bei müden,
überanstrengten Gelenken, bei Nacken- und Schultersteifheit bietet
es seine Dienste an. Unruhe und Nervosität während der Schwangerschaft, Erschöpfung und Überforderung im Alltag, im Beruf und in
der Schule werden durch sanfte Harmonie mit diesem Öl ausgeglichen.

Hinweis

Johanniskraut-Öl nicht unmittelbar zum Sonnenbaden verwenden,
da es zu Fotosensibilisierung (Lichtflecken auf der Haut) kommen
kann.

Jojoba-Öl

Botanischer Name   Cera simmondsiae liquida

Gewinnung   Durch Pressung oder Raffination. Roh-extrahiert ist das Öl nur industriell brauchbar.

Fettsäuren-bestandteile   Gadoleinsäure, Erucasäure, Ölsäure, Nervonsäure, Palmitinsäure, Palmitoleinsäure, Behensäure, sonstige Fettsäuren

Anwendung   Jojoba-Öl gilt als wertvolles und hochgeschätztes Gesichts-, Körperpflege- und Massage-Öl und hat deshalb die Zusatzbezeichnung „flüssiges Gold" erhalten. Jojoba-Öl übernimmt eine wohltuende Hautschutzfunktion bei Witterungseinflüssen im Sommer sowie im Winter, es vermittelt Geschmeidigkeit und Elastizität und stabilisiert die natürliche Hautfunktion. Seine hautstraffende Wirkung wird auch zur Verhütung von Falten, Schwangerschaftsstreifen und Cellulite eingesetzt.

Kamillen-Öl

Botanischer Name   Matricaria chamomilla

Gewinnung   Durch Extraktion der Kamillenblüten mit Soja-Öl. Der Extrakt enthält die lipoiden Bestandteile der Blüte.

Fettsäuren-bestandteile   Linolsäure, Ölsäure, Palmitinsäure, α-Linolensäure, Stearinsäure

Anwendung   Als Gesichts-, Hautpflege- und Massage-Öl bietet Kamillen-Öl einen optimalen Hautschutz, da es sich bei gereizter und empfindlicher Haut als beruhigend und entzündungshemmend erweist. Besonders die zarte und empfindliche Haut von Säuglingen und Kleinkindern reagiert dankbar auf die Pflege mit diesem Öl.

Macadamianuß-Öl

Botanischer Name   Macadamia ternifolia

Gewinnung   Durch Pressung oder Raffination

Fettsäuren-bestandteile   Ölsäure, Palmitoleinsäure, Palmitinsäure, Stearinsäure, Linolsäure, Arachinsäure, Gadoleinsäure, Behensäure, Erucasäure, Lignocerinsäure, Myristinsäure, Fettsäuren

Anwendung

Macadamianuß-Öl ist besonders für die zarte, sensible und empfindliche Haut geeignet. Als Gesichts-, Ganzkörperpflege- und Massage-Öl schützt es die Haut vor Austrocknung und Irritationen. Es vermittelt ein sehr angenehmes Hautgefühl, unterstützt und stabilisiert die Hautfunktion und beugt Austrocknung und Faltenbildung vor.

Tip

Die Macadamianuß, die „Edelnuß", in Australien beheimatet, wird jetzt auch in Afrika angebaut und ist eine Spezialität in der feinen Küche. Sie wird in köstlichem Gebäck, Speiseeis und für einige andere Gaumenfreuden verarbeitet und ist auch als Speiseöl in schmackhaften Salaten, Rohkostgerichten sowie in vielen kulinarischen Spezialitäten sehr beliebt.

Mandel-Öl

Botanischer Name	Amygdalus
Gewinnung	Durch Pressung oder Raffination
Fettsäuren-bestandteile	Ölsäure, Linolsäure, Palmitinsäure, Stearinsäure, Linolensäure, Arachinsäure, Gadoleinsäure, Behensäure

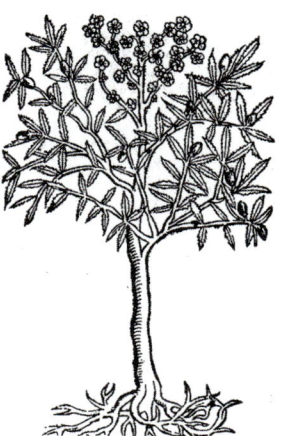

Anwendung

Mandel-Öl wird als Gesichts-, Ganzkörperpflege- und Massage-Öl seit alters her hoch geschätzt. Dieses Öl hält die Haut zart und geschmeidig, verhindert die Austrocknung, wirkt der Faltenbildung entgegen und bietet einen optimalen Schutz gegen schädliche Umwelteinflüsse. Auch in der Säuglings- und Kinderpflege wird es gern eingesetzt.

Tip

Mandeln sind in der feinen Küche unentbehrlich. Aus ihnen wird Marzipan hergestellt, sie werden in erlesenen Kuchen, Torten und Plätzchen sowie Likören und in vielen kulinarischen Köstlichkeiten verarbeitet und das schmackhafte Mandel-Öl ist in pikanten Salaten und Rohkostspezialitäten sehr beliebt.

Ringelblumen-Öl

Botanischer Name   Calendula officinalis

Gewinnung   Durch Extraktion der Ringelblume auf der Basis von Mandel-Öl, Soja-Öl oder Erdnuß-Öl. Der Extrakt enthält die lipoiden Bestandteile der Blüte.

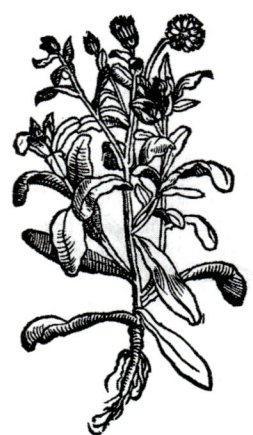

Fettsäuren-bestandteile   Ölsäure, Linolsäure, Palmitinsäure, Stearinsäure, Palmitoleinsäure

Anwendung   Ringelblumen-Öl ist mit seinen reizlindernden Eigenschaften ein bevorzugtes Gesichts-, Ganzkörperpflege- und Massage-Öl. Es wird für die empfindliche und irritierte Haut verwendet, und es sorgt für Erleichterung bei müden und schweren Beinen mit Stauungstendenzen.

Schwarzkümmel-Öl

Botanischer Name   Nigella sativa

Gewinnung   Durch Pressung

Fettsäuren-bestandteile   Linolsäure, Ölsäure, Palmitinsäure, Stearinsäure

Anwendung   Schwarzkümmel-Öl wird bei Hautirritationen, allergischen Reaktionen, trockener und schuppiger sowie unreiner Haut, bei Akne, Neurodermitis und Psoriasis eingesetzt. Es pflegt und glättet die Haut und lindert Hautschäden und Reizungen.

Tip   Schwarzkümmel-Öl ist ein pikantes Öl, das in Salaten und Gemüsen sowie in Kartoffelgerichten sehr wohlschmeckend ist. Es besitzt einen günstigen Einfluß auf Unstimmigkeiten im Darm sowie auf Allergien und es stimuliert das Immunsystem.

Sesam-Öl

Botanischer Name   Sesamum indicum

Gewinnung   Durch Pressung oder Raffination

**Fettsäuren-
bestandteile**   Linolsäure, Ölsäure, Palmitinsäure, Stearinsäure, α-Linolensäure, Arachinsäure, Erucasäure, Gadoleinsäure, Behensäure

Anwendung   Sesam-Öl bietet einen guten Hautschutz und ist deshalb auch bei witterungsbedingten Einflüssen zu empfehlen, insbesondere bei Sonnen- und Solariumbestrahlung. Es ist als Gesichts-, Ganzkörperpflege- und Massage-Öl zu verwenden, es schützt die Haut vor Austrocknung und schädlichen Umwelteinflüssen.

Tip   Gepreßtes Sesam-Öl ist eine Bereicherung für die feine Küche. Es findet Verwendung in köstlichen Salaten und Rohkostzubereitungen, in pikanten Mayonnaisen und Dressings sowie in vielen kulinarischen Spezialitäten.

Soja-Öl

Botanischer Name   Glycine Soya

Gewinnung   Durch Pressung oder Raffination

Fettsäuren-bestandteile   Linolsäure, Ölsäure, Palmitinsäure, α-Linolensäure, Palmitinsäure, Stearinsäure

Anwendung   Soja-Öl hat durch seine hautfreundlichen Substanzen einen festen Platz in kosmetischen Produkten und wird zur Gesichts-, Ganzkörperpflege und Massage eingesetzt.

Tip   Gepreßtes und nicht „Gen-Modifiziertes" Soja-Öl findet auch in der Küche seinen Einsatz. Es wird für Salate und Rohkostgerichte, pikante Mayonnaisen und Dressings sowie allerlei Spezialitäten verwendet.

Weizenkeim-Öl

Botanischer Name   Triticum vulgare

Gewinnung   Durch Pressung oder Raffination

Fettsäuren-   Linolsäure, Ölsäure, ungesättigte Fett-
bestandteile   säuren, Stearinsäure, Palmitoleinsäure

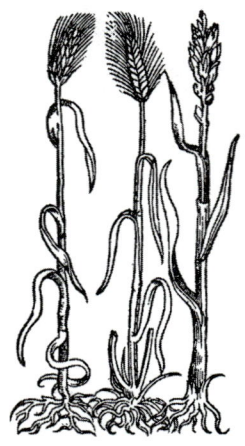

Anwendung

Weizenkeim-Öl wird wegen seines natürlichen hohen Vitamin-E-Gehaltes für die Gesichts- und Ganzkörperpflege sowie für die Massage sehr geschätzt. Dieses Öl ist speziell für die behandlungsbedürftige, reife und unreine Haut eine besondere Wohltat, es wirkt regenerierend und glättend.

Tip

Gepreßtes Weizenkeim-Öl ist ein sehr wertvolles Nahrungsmittel, das erheblich zum gesundheitlichen Wohlbefinden beiträgt. Als tägliche Nahrungsergänzung ist es als wohlschmeckende Beigabe im Müsli, in Quarkspeisen, Salaten sowie Rohkostgerichten und anderen Spezialitäten eine kulinarische Bereicherung.

Kombinationsvorschläge

Ätherische Öle können sowohl als Einzelsubstanzen als auch in Kombination mit verschiedenen anderen Ölen eingesetzt werden. Aus der Fülle der Verwendungsmöglichkeiten sollen die nachfolgenden Vorschläge als ermunternde Anregung verstanden werden, interessierten Anwendern die Wahl individueller Zusammenstellungen zu erleichtern.

Bäder

Die Wassertemperatur und Badedauer sollte individuell nach Verträglichkeit gewählt werden. Für Kinder bis zu 12 Jahren ist die Hälfte der Tropfen, bei Kleinkindern sogar weniger ausreichend. Ebenso sollte für Sitzbäder, Teilbäder und Fußbäder eine niedrigere Tropfenanzahl entsprechend der Wassermenge verwendet werden. Nach dem Bad ist eine angemessene Ruhepause empfehlenswert, um die Wirkung nachklingen zu lassen.

Abwehr-schwäche
In 2–3 Eßöffel Honig 3 Tr. Eukalyptus-Öl, 3 Tr. Thymian-Öl und 4 Tr. Teebaum-Öl mischen und in das eingelassene Badewasser einrühren.

Dermatitis/ Hautleiden
In 2–3 Eßlöffel Honig oder Heilerde 2 Tr. Amyris-Öl, 2 Tr. Geranium-Öl, 2 Tr. Kamillen-Öl, 2 Tr. Rosen-Öl und 2 Tr. Weihrauch-Öl mischen und in das eingelassene Badewasser einrühren.

Durchblutungsbad
In 2–3 Eßlöffel Honig oder Heilerde 3 Tr. Abies-Öl, 2 Tr. Lärchen-Öl, 2 Tr. Orangen-Öl und 3 Tr. Rosmarin-Öl mischen und in das eingelassene Badewasser einrühren.

Entspannungsbad
In 2–3 Eßlöffel Honig oder Heilerde 2 Tr. Blutorangen-Öl, 2 Tr. Neroli-Öl, 3 Tr. Palmarosa-Öl und 3 Tr. Verbena-Öl mischen und in das eingelassene Badewasser einrühren.

Erkältungsbad
In 2–3 Eßlöffel Honig, Heilerde oder Obstessig 3 Tr. Fichtennadel-Öl, 3 Tr. Palmarosa-Öl, 5 Tr. Teebaum-Öl und 3 Tr. Zypressen-Öl mischen und in das eingelassene Badewasser einrühren. Bei Fieber nicht baden!

Harnwegs-beschwerden
In 2–3 Eßlöffel Honig oder Heilerde 4 Tr. Amyris- oder Sandelholz-Öl, 3 Tr. Kamillen-Öl, 4 Tr. Karotten-Öl, 3 Tr. Wacholder-Öl mischen und in das eingelassene Badewasser einrühren.

Kinderbad
In 1–2 Eßlöffel Honig 2–3 Tr. Kamillen-Öl und 2 Tr. Rosen-Öl mischen und in das eingelassene Badewasser einrühren.

Klimakterium
In 2–3 Eßlöffel Honig 2 Tr. Angelikawurzel-Öl, 2 Tr. Kardamom-Öl, 2 Tr. Vetiver-Öl und 3 Tr. Ylang-Ylang-Öl mischen und in das eingelassene Badewasser einrühren.

Muskel- und Gelenkbeschwerden
In 2–3 Eßlöffel Honig, Heilerde oder Obstessig 3 Tr. Fichtennadel-Öl, 3 Tr. Grapefruit-Öl, 2 Tr. Piment-Öl und 3 Tr. Rosenholz-Öl mischen und in das eingelassene Badewasser einrühren.

**Neurodermitis/
Psoriasis**
In 2–3 Eßlöffel Honig oder Heilerde 3 Tr. Cajeput-Öl, 3 Tr. Geranium-Öl, 2 Tr. Rosen-Öl und 3 Tr. Thuja-Öl mischen und in das eingelassene Badewasser einrühren.

Duftlampe

Das ätherische Öl in der Duftlampe wird über den Geruchssinn wahrgenommen und stimuliert die geistigen und psychischen Einflüsse. Bei Infekten, Allergien und Atembeschwerden ist es abwehrsteigernd und desinfizierend. Sofern keine Duftlampe vorhanden ist, besteht auch die Möglichkeit, einige Tropfen in den Wasserbehälter am warmen Heizkörper, auf Seidenblumen oder auf ein Tüchlein zu träufeln.

Angst	3 Tr. Blutorangen-Öl, 3 Tr. Rosenholz-Öl, 3 Tr. Weihrauch-Öl
Atmung/Asthma	3 Tr. Abies-Öl, 3 Tr. Thymian-Öl, 5 Tr. Zirbelkiefern-Öl
Belebung	3 Tr. Eukalyptus-Öl, 4 Tr. Litsea-cubeba-Öl, 3 Tr. Rosmarin-Öl
Benommenheit	2 Tr. Kamillen-Öl, 2 Tr. Kiefern-Öl, 2 Tr. Macisblüten-Öl
Depression	3 Tr. Bergamott-Öl, 2 Tr. Litsea-cubeba-Öl, 2 Tr. Petitgrain-Öl und 2 Tr. Rosenholz-Öl
Entspannung	2 Tr. Bay-Öl, 3 Tr. Blutorangen-Öl und 2 Tr. Ylang-Ylang-Öl
Erkältung	3 Tr. Eukalyptus-Öl, 3 Tr. Fichtennadel-Öl, 5–10 Tr. Teebaum-Öl
Erschöpfung	3 Tr. Cassia-Zimt-Öl, 3 Tr. Eukalyptus-Öl, 3 Tr. Oregano-Öl
Kinderzimmer	2 Tr. Mandarinen-Öl, 2 Tr. Kamillen-Öl, 1 Tr. Rosen-Öl
Konzentration	2 Tr. Basilikum-Öl, 3 Tr. Eukalyptus-Öl, 4 Tr. Zitronen-Öl
Meditation	3 Tr. Myrrhen-Öl, 4 Tr. Weihrauch-Öl
Nervosität	2 Tr. Baldrian-Öl, 3 Tr. Lavendel-Öl, 2 Tr. Vetiver-Öl
Schlafhilfe	3 Tr. Blutorangen-Öl, 3 Tr. Lavendel-Öl, 3 Tr. Ylang-Ylang-Öl
Ungeziefer/ Mücken	2 Tr. Geranium-Öl, 4 Tr. Nelken-Öl, 4 Tr. Teebaum-Öl

Massage

Ätherische Öle werden für Massagen mit fetten Basis-Ölen gemischt. Durch die verbesserte Durchblutung beeinflussen sie über den Hautkontakt sehr vielseitige Wirkungsmechanismen. Sie unterstützen körperliches und psychisches Wohlbefinden und fördern den Genesungsprozeß bei gesundheitlichen Störungen.

Belebung

2 Eßlöffel Avocado-Öl und 2 Eßlöffel Mandel-Öl (Basis-Öle) mit 1 Tr. Kampfer-Öl, 1 Tr. Orangen-Öl, 1 Tr. Rosmarin-Öl und 1 Tr. Zitronen-Öl mischen und damit die Haut und auch den Rücken einreiben.

Beruhigung

2 Eßlöffel Kamillen-Öl und 2 Eßlöffel Johanniskraut-Öl (fette Basis-Öle) mit 1 Tr. Cananga-Öl, 2 Tr. Neroli-Öl, 1 Tr. Rosen-Öl und 1 Tr. Sandelholz-Öl mischen und damit die Haut und auch den Rücken einreiben.

Bluterguß

3–4 Eßlöffel Arnika-Öl (Basis-Öl) mit 2 Tr. Grapefruit-Öl und 2 Tropfen Lavendel-Öl mischen und leicht einmassieren.

Durchblutung

2 Eßlöffel Arnika-Öl, 2 Eßlöffel Ringelblumen-Öl (Basis-Öle) mit 1 Tr. Abies-Öl, 1 Tr. Lärchen-Öl und 1 Tr. Rosmarin-Öl mischen und einmassieren.

Cellulite

2–3 Eßlöffel Jojoba-Öl und 1 Eßlöffel Weizenkeim-Öl (Basis-Öle) mit 2 Tr. Bergamott-Öl, 1 Tr. Rosenholz-Öl, 1 Tr. Wacholder-Öl und 2 Tr. Zypressen-Öl mischen und damit die Haut einreiben.

Gelenksteife

2 Eßlöffel Arnika-Öl und 2 Eßlöffel Sesam-Öl (Basis-Öle) mit 1 Tr. Latschenkiefern-Öl, 2 Tr. Myrrhen-Öl und 2 Tr. Wintergrün-Öl mischen und damit die Gelenke einreiben.

Haut, empfindliche

2 Eßlöffel Aloe-vera-Öl und 1 Eßlöffel Makadamianuß-Öl (Basis-Öle) mit 1 Tr. Kamillen-Öl, 1 Tr. Rosen-Öl und 1 Tr. Sandelholz-Öl mischen und damit die Haut einreiben. Weitere Empfehlungen bitte aus dem Verzeichnis entnehmen.

Kolik

2 Eßlöffel Johanniskraut-Öl und 2 Eßlöffel Kamillen-Öl (Basis-Öle) mit 1 Tr. Angelikawurzel-Öl, 1 Tr. Kardamom-Öl, 1 Tr. Pfefferminz-Öl und 1 Tr. Thymian-Öl mischen und damit die schmerzende Stelle (Bauchregion im Uhrzeigersinn behandeln) sanft einmassieren.

Kopfschmerzen

1 Eßlöffel Johanniskraut-Öl (Basis-Öl) mit 1 Tr. Beifuß-Öl, 1 Tr. Neroli-Öl und 1 Tr. Palmarosa-Öl mischen und damit die Stirn, Schläfen, Nacken, hinter den Ohren und die Schulterregion einreiben.

Muskel-schmerzen

2 Eßlöffel Arnika-Öl und 2 Eßlöffel Sesam-Öl (Basis-Öle) mit 2 Tr. Cajeput-Öl, 2 Tr. Grapefruit-Öl und 2 Tr. Zypressen-Öl mischen und damit die schmerzenden Stellen einreiben.

Kompressen

Kalt und warm

Ätherische Öle in Verbindung mit Wasser dienen als Kompressen oder Umschläge. Sie lindern regional auftretende Beschwerden, verbessern die Hautfunktion, wirken entzündungshemmend, entkrampfend oder durchblutungsfördernd.

Bei akuten Entzündungen mit Hitze eignen sich kalte, bei Durchblutungsstörungen und Krämpfe warme Kompressen bzw. Umschläge.

Akne

1 Eßlöffel Honig oder Heilerde mit 2 Tr. Lemongras-Öl, 1 Tr. Oregano-Öl, 3 Tr. Teebaum-Öl und 2 Tr. Wacholder-Öl mischen und in ca. $^1/_4$–$^1/_2$ Liter warmes Wasser einrühren, ein Tuch damit tränken, ausdrücken und auflegen.

Bluterguß

In 1 Eßlöffel Honig oder Heilerde bzw. Obstessig 2 Tr. Geranium-Öl, 2 Tr. Grapefruit-Öl, 2 Tr. Lavendel-Öl und 2 Tr. Ysop-Öl mischen und in ca. $^1/_2$ Liter Wasser einrühren, ein Tuch damit tränken und auflegen. Im akuten Fall die Auflagen öfters wiederholen.

Gallen-beschwerden

In 1 Eßlöffel Honig oder Heilerde 3 Tr. Baldrian-Öl, 2 Tr. Beifuß-Öl, 2 Tr. Kümmel-Öl und 2 Tr. Pfefferminz-Öl mischen und in ca. $^1/_2$ Liter warmes Wasser einrühren, ein kleines Handtuch hineintauchen, auswringen und auf den Oberbauch legen, mit einem trockenen Handtuch abdecken, evtl. eine Wärmflasche darauf legen und ca. 20-30 Minuten ruhen.

Gelenk-beschwerden

In 1 Eßlöffel Honig 2 Tr. Cajeput-Öl, 2 Tropfen Fichtennadel-Öl, 2 Tropfen Lavendel-Öl, 2 Tr. Myrrhen-Öl und 2 Tropfen Rosmarin-Öl mischen und in ca. $^1/_2$ Liter Wasser einrühren, ein Tuch eintauchen, ausdrücken und auflegen.

Herzklopfen

In 1 Eßlöffel Honig 1 Tropfen Cananga-Öl, 2 Tr. Lavendel-Öl, 1 Tr. Naarden-Öl und 2 Tr. Verbena-Öl mischen und in $^1/_4$–$^1/_2$ Liter Wasser einrühren, einen Waschlappen eintauchen, ausdrücken, auf die Herzgegend legen und etwas ruhen.

Krämpfe

In 1 Eßlöffel Honig oder Heilerde 1 Tr. Baldrian-Öl, 2 Tr. Kamillen-Öl, 1 Tr. Koriander-Öl und 2 Tr. Thymian-Öl mischen und in warmes Wasser einrühren, ein Tuch eintauchen, ausdrücken, auflegen und ruhen. Die Auflagen nach Bedarf mehrmals wiederholen.

Magen-Darm-Störung

In 1 Eßlöffel Honig oder Heilerde 2 Tr. Bay-Öl, 1 Tr. Cassia-Zimt-Öl, 2 Tr. Fenchel-Öl, 1 Tr. Lorbeer-Öl, 1 Tr. Niauli-Öl und 2 Tr. Ysop-Öl mischen, in $\frac{1}{2}$ Liter warmes Wasser einrühren, ein Tuch eintauchen, ausdrücken und auflegen. Ein Handtuch darüber legen und ruhen.

Küche

Ätherische Öle sind eine Bereicherung in der Küche. Sie verfeinern den Eigengeschmack der Speisen und Getränke und unterstreichen dezent deren Aroma. Die hohe Konzentration der ätherischen Öle erlaubt allerdings nur kleinste Mengen davon und einen äußerst sparsamen Gebrauch. Es ist ratsam, die ätherischen Öle mit etwas Speiseöl, Honig oder Sahne zu mischen und damit abzuschmecken.

Desserts	Blutorange, Grapefruit, Kardamom, Lemongras, Limette, Mandarine, Orange, Pfefferminze, Piment, Rose, Zitrone
Fisch	Basilikum, Dill, Koriander, Lemongras, Limette, Lorbeer, Nelke, Oregano, Pfeffer, Piment, Thymian, Wacholder, Zitrone
Fleisch/Geflügel	Basilikum, Bay, Dill, Kardamom, Koriander, Kümmel, Lemongras, Lorbeer, Majoran, Mandarine, Nelke, Orange, Oregano, Pfeffer, Pfefferminze, Piment, Rosmarin, Thymian, Wacholder, Zitrone
Gebäck/Kuchen/Brot	Blutorange, Cassia-Zimt, Fenchel, Kardamom, Koriander, Kümmel, Mandarine, Nelke, Orange, Pfeffer, Pfefferminze, Piment, Rose, Zitrone
Gemüse/Kartoffeln	Basilikum, Dill, Ingwer, Kardamom, Koriander, Kümmel, Lorbeer, Majoran, Nelke, Oregano, Pfeffer, Piment, Thymian, Wacholder, Zitrone
Getränke/Drinks	Blutorange, Cassia-Zimt, Grapefruit, Kardamom, Lemongras, Limette, Mandarine, Nelke, Orange, Pfefferminze, Zitrone
Getreide und Reis	Cassia-Zimt, Ingwer, Kardamom, Koriander, Lemongras, Lorbeer, Mandarine, Nelke, Orange, Oregano, Pfeffer, Piment, Thymian, Wacholder, Zitrone
Marinaden	Basilikum, Dill, Grapefruit, Koriander, Lemongras, Lorbeer, Majoran, Mandarine, Nelke, Orange, Oregano, Pfeffer, Piment, Rosmarin, Thymian, Wacholder, Zitrone
Obstsalat/Kompott	Bergamotte, Blutorange, Grapefruit, Limette, Mandarine, Orange, Zitrone
Salate/Rohkost	Basilikum, Dill, Kümmel, Lemongras, Mandarine, Orange, Pfeffer, Zitrone

Küche

Soßen	Basilikum, Blutorange, Dill, Ingwer, Koriander, Kümmel, Lemongras, Limette, Lorbeer, Majoran, Mandarine, Nelke, Orange, Oregano, Pfeffer, Piment, Rosmarin, Thymian, Wacholder, Zitrone
Suppen	Basilikum, Koriander, Kümmel, Limette, Lorbeer, Majoran, Nelke, Pfeffer, Piment, Rosmarin, Thymian, Wacholder, Zitrone
Tee	Bergamotte, Zitrone

Indikationsverzeichnis

Körperliche Indikationen

Abwehrschwäche Cajeput, Eukalyptus, Niauli, Teebaum, Thymian, Zirbelkiefer

Abszesse *Eiteransammlung in einer allseitig abgeschlossenen Gewebehöhle*
Basilikum, Cajeput, Eukalyptus, Geranium, Kamille, Lavendel, Muskatellersalbei, Niauli, Oregano, Palmarosa, Patchouli, Rosmarin, Thuja, Thymian, Wacholder, Wintergrün, Teebaum

Akne Amyris, Bay, Cajeput, Eukalyptus, Geranium, Kamille, Kampfer, Karotte, Lavendel, Lemongras, Limette, Muskatellersalbei, Myrrhe, Myrte, Neroli, Niauli, Oregano, Palmarosa, Patchouli, Petitgrain, Pfefferminze, Rosmarin, Sandelholz, Teebaum, Thymian, Wacholder, Weihrauch, Zeder

Alopezie *siehe Haarausfall*

Amenorrhoe *Ausbleiben der Regel*
Kamille, Muskatellersalbei, Rosmarin, Zypresse

Anämie *Blutarmut*
Angelikawurzel, Beifuß, Blutorange, Cassia-Zimt, Fenchel, Ingwer, Karotte, Limette, Thymian

Anorexia nervosa *Abmagerung aus Furcht vor Gewichtszunahme und Abneigung gegen Essen*
Majoran, Melisse, Thymian, Wintergrün

Anosmie *Verlust des Geruchsinns*
Basilikum, Kamille, Rosmarin

Aphthen *kleine, offene Wunden in der Mundschleimhaut*
Cajeput, Lavendel, Karotte, Teebaum

Appetit, zügelloser Wintergrün

Appetitmangel Angelikawurzel, Anis, Bay, Bergamotte, Blutorange, Dill, Fenchel, Ingwer, Kardamom, Koriander, Limette, Macis, Mandarine, Orange, Oregano, Piment, Verbena, Ysop

Arteriosklerose *Elastizitätsverlust und Verdickung der Arterien*
siehe Durchblutung

Arthritis/Arthrose *akute bzw. chronische Gelenkerkrankung*
Abies, Fichtennadel, Kiefernnadel, Latschenkiefer, Lavendel, Pfefferminze, Rosmarin, Thuja, Thymian, Wacholder, Zypresse

Atmung/Asthma Abies, Amyris, Anis, Basilikum, Cajeput, Eukalyptus, Fenchel, Fichte, Ingwer, Kampfer, Kiefer, Kardamom, Lärche, Latschenkiefer, Lorbeer, Majoran, Niauli, Oregano, Pfeffer, Pfefferminze, Rosmarin, Teebaum, Thymian, Ysop, Zirbelkiefer, Zypresse

Aufstoßen, ranziges Baldrian
siehe auch Blähungen

Augenflimmern Anis, Fenchel, Ingwer, Kamille, Rose

Bauch *siehe Magen/Darm*

Benommenheit Abies, Fichte, Kamille, Kiefer, Macis, Muskatnuß

Blähungen Abies, Anglikawurzel, Anis, Basilikum, Beifuß, Blutorange, Copaiba-Balsam, Dill, Eukalyptus, Fenchel, Ingwer, Kamille, Kardamom, Koriander, Kümmel, Lavendel, Lemongras, Lorbeer, Macis, Melisse, Muskat, Nelke, Oregano, Piment, Salbei, Thymian, Zitrone

Blasenleiden *siehe Harnflußstörungen/Harnweginfekte*

Blutarmut *siehe Anämie*

Blutdruck
▶ **anregend** Kampfer, Kardamom, Rosmarin
▶ **ausgleichend** Ysop
▶ **senkend** Cananga, Majoran, Muskatellersalbei, Neroli, Palmarosa, Ylang-Ylang, Zitrone
▶ **stabilisierend** Niauli

Bluterguß Geranium, Grapefruit, Lavendel, Pfefferminze, Thymina, Verbena, Ysop

Blutstillend Cassia-Zimt, Geranium, Eukalyptus, Ingwer, Kampfer, Limette, Macis, Weihrauch, Zitrone

Brandwunden Cajeput, Eukalyptus, Geranium, Kamille, Karotte, Lavendel, Muskatellersalbei, Niauli, Patchouli, Teebaum

Brechreiz
Angelika, Baldrian, Fenchel, Naarde

Bronchitis
Abies, Anis, Basilikum, Cajeput, Copaiba-Balsam, Dill, Eukalyptus, Fenchel, Fichtennadel, Kiefernnadel, Lärche, Latschenkiefer, Lavendel, Myrte, Niauli, Oregano, Pfefferminze, Pfeffer, Rosmarin, Teebaum, Thymian, Weihrauch, Ysop
siehe auch Husten

Bursitis
Schleimbeutelentzündung an den Gelenken
Cajeput, Eukalyptus, Geranium, Lavendel, Rosmarin, Teebaum

Cellulitis/Cellulite
schmerzhafte, rheumatische Veränderung des Bindegewebes/ Orangenhaut
Bergamotte, Blutorange, Geranium, Grapefruit, Kümmel, Lemongras, Limette, Orange, Oregano, Rosenholz, Wacholder, Zitrone, Zypresse

Darmstörungen
siehe Magen/Darm

Dekubitus
Wundliegen
Cajeput, Geranium, Niauli, Kamille, Lavendel, Patchouli, Teebaum

Dermatitis/Ekzem
Hautentzündung/-ausschlag mit Jucken
Amyris, Cajeput, Copaiba-Balsam, Geranium, Kamille, Karotte, Lavendel, Majoran, Myrrhe, Neroli, Niauli, Orange, Oregano, Pfeffer, Rose, Salbei, Sandelholz, Thymian, Teebaum, Verbena, Wacholder, Weihrauch, Zeder

Desinfizierung
Cajeput, Eukalyptus, Geranium, Nelke, Oregano, Rose, Rosmarin, Teebaum, Thymian, Verbena

Diabetes
Zuckerkrankheit
Eukalyptus, Beifuß, Wacholder

Durchblutung
Abies, Fichte, Grapefruit, Kiefer, Lärche, Latschenkiefer, Lemongras, Orange, Oregano, Rosmarin

Durchfall
Baldrian, Cassia-Zimt, Eukalyptus, Ingwer, Kamille, Karotte, Lavendel, Lemongras, Lorbeer, Majoran, Nelke, Oregano, Thymian, Teebaum, Thuja, Verbena

Dysmenorrhoe
schmerzhafte Regelblutung
Anis, Fenchel, Kamille, Kümmel, Melisse, Zypresse

Eiterung/
Eiterflechte   Cajeput, Kamille, Karotte, Teebaum
siehe auch Wunden

Ekzem   *siehe Dermatitis*

Epilepsie   Beifuß, Lavendel, Naarde

Erbrechen   Lorbeer
▶ **geronnene Milch**   Baldrian
▶ **anhaltendes**   Basilikum
▶ **bei Schluckauf**   Dill
▶ **in der**   Dill, Melisse
Schwangerschaft
▶ **mit zügellosem**   Wintergrün
Appetit

siehe auch Brechreiz

Erfrierung   Geranium, Kamille, Kiefer, Lavendel, Teebaum

Erkältung   Abies, Anis, Basilikum, Bergamotte, Cajeput, Cassia-Zimt, Citronella, Copaiba-Balsam, Dill, Eukalyptus, Fenchel, Fichten-nadel, Geranium, Grapefruit, Ingwer, Kamille, Kiefer, Kamille, Kardamom, Lärche, Latschenkiefer, Lavendel, Lemongras, Limette, Majoran, Melisse, Muskatellersalbei, Myrrhe, Myrte, Nelke, Niauli, Oregano, Palmarosa, Pfeffer, Pfefferminze, Rose, Rosmarin, Salbei, Thymian Teebaum, Verbena, Wacholder, Zeder, Zirbelkiefer, Zitro-ne, Zypresse

Erschöpfung   Basilikum, Bergamotte, Blutorange, Cassia-Zimt, Eukalyptus, Fichte, Latschenkiefer, Lavendel, Lemongras, Ingwer, Kampfer, Kiefer, Muskatellersalbei, Naarde, Neroli, Oregano, Petitgrain, Pfeffer, Rosenholz, Verbena, Thymian, Zitrone

Fersenschmerz   Baldrian

Fettleibigkeit   Fenchel

Fieber   Baldrian, Basilikum, Bergamotte, Cajeput, Citronella, Eukalyptus, Kamille röm., Koriander, Melisse, Lemongras, Niauli, Orange, Palmarosa, Pfeffer, Rosmarin, Teebaum, Ylang-Ylang, Zitrone, Zypresse

Fistel   *röhrenförmige Verbindung zwischen Körperhöhlen und äußerer Körperoberfläche*
Cajeput, Lavendel, Niauli, Teebaum

Flechte	*siehe Dermatitis*
Föhnbeschwerden	*siehe Kreislauf, Kopfschmerzen, Migräne*
Frigidität	Muskatellersalbei, Sandelholz, Vetiver
Follikulitis	*bakterielle Entzündung des Haarbalgs* *siehe Abszesse*
Frostbeulen	*siehe Erfrierung*
Furunkel	*schmerzhafte, akut eitrige Entzündung eines Haarbalgs und seiner* *Talgdrüse* *siehe Abszesse*
Fußschweiß	Citronella, Fichte, Kiefernnadel, Lemongras, Rosmarin, Teebaum, Salbei
Gastritis	*Entzündung der Magenschleimhaut* *siehe Magen/Darm*
Gallenleiden	Baldrian, Basilikum, Beifuß, Fenchel, Grapefruit, Kamille, Karotte, Kümmel, Latschenkiefer, Limette, Naarde, Pfefferminze *siehe auch Magen/Darm*
Gebärmutter	Kamille, Rose, Weihrauch
Gefäße	Rosmarin, Rose, Wacholder, Zitrone
Gelenke, steife	Abies, Cajeput, Eukalyptus, Fichte, Kiefer, Lavendel, Latschenkiefer, Lemongras, Limette, Litsea cubeba, Myrrhe, Niauli, Rosmarin, Teebaum, Wintergrün *siehe auch Arthritis/Arthrose*
Geschwüre	*siehe Abszeß*
Gicht	*anfallsartige, stechende Schmerzen durch Ablagerung von* *Harnsäurekristallen im Gewebe* Eukalyptus, Fenchel, Fichte, Kiefer, Latschenkiefer, Lavendel, Niauli, Rosmarin, Thymian, Wacholder, Weihrauch, Wintergrün
Grind	Pfeffer
Grippe	*siehe Erkältung*

217

Gürtelrose	*siehe Herpes zoster*

Haar

▶ **-ausfall**	Bay, Lavendel, Rosmarin, Teebaum, Zeder
▶ **-probleme**	Bay, Cassia-Zimt, Kamille, Lorbeer, Muskatellersalbei, Rosmarin, Salbei, Teebaum, Thuja, Wacholder, Zeder

Hämorrhoiden	Beifuß, Geranium, Ingwer, Kamille, Macis, Myrrhe, Myrte, Patchouli, Pfeffer, Wacholder, Zypresse

Hals-Nasen-Ohren	Amyris, Basilikum, Bergamotte, Cajeput, Copaiba-Balsam, Eukalyptus, Fichte, Geranium, Grapefruit, Ingwer, Kamille, Kiefer, Lärche, Latschenkiefer, Lemongras, Lavendel, Majoran, Melisse, Myrrhe, Myrte, Nelke, Niauli, Oregano, Pfeffer, Rose, Pfefferminz, Rosmarin, Salbei, Sandelholz, Teebaum, Thymian, Verbena, Weihrauch, Ysop, Zirbelkiefer, Zitrone

Harnflußstörungen Harnweginfekte	Amyris, Angelikawurzel, Basilikum, Cajeput, Copaiba-Balsam, Dill, Eukalyptus, Fichte, Ingwer, Kamille, Karotte, Kiefer, Lavendel, Myrte, Niauli, Sandelholz, Teebaum, Thuja, Thymian, Wacholder, Zeder, Zypresse

Haut

▶ **alternde**	Bay, Bergamotte, Geranium, Grapefruit, Karotte, Lavendel, Limette, Litsea cubeba, Melisse, Myrrhe, Neroli, Orange, Rose, Wacholder, Vetiver, Zypresse, Weihrauch, Zitrone
▶ **Couperose**	Neroli, Wacholder, Zitrone, Zypresse
▶ **durchblutend**	Beifuß, Blutorange, Limette, Litsea cubeba, Rosmarin, Salbei
▶ **empfindliche**	Baldrian, Copaiba-Balsam, Kamille, Lavendel, Mandarine, Naarde, Neroli, Patchouli, Rose, Rosenholz, Sandelholz, Verbena
▶ **entschlackende**	Grapefruit, Lemongras, Limette, Litsea cubeba, Muskatellersalbei, Neroli, Orange, Rosmarin, Salbei, Thuja, Wacholder, Zitrone, Zypresse
▶ **entzündete**	Angelikawurzel, Beifuß, Cajeput, Copaiba-Balsam, Citronella, Geranium, Kamille, Karotte, Lavendel, Lorbeer, Majoran, Myrte, Nelke, Niauli, Oregano, Patchouli, Piment, Rosmarin, Salbei, Teebaum, Wacholder, Zitrone
▶ **fette**	Bergamotte, Citronella, Grapefruit, Lemongras, Limette, Litsea cubeba, Petitgrain, Rose, Thuja, Verbena, Vetiver, Zeder, Zitrone
▶ **großporige**	Lemongras, Litsea cubeba, Zitrone
▶ **müde**	Bergamotte, Blutorange, Citronella, Fenchel, Geranium, Kampfer, Lemongras, Limette, Litsea cubeba, Orange, Oregano, Rosenholz, Rosmarin, Weihrauch, Zitrone
▶ **nervöse**	Baldrian, Kamille, Lavendel, Naarde, Verbena
▶ **-pflege**	Bergamotte, Blutorange, Cananga, Geranium, Grapefruit, Kamille,

	Karotte, Lavendel, Limette, Litsea cubeba, Mandarine, Neroli, Orange, Patchouli, Rose, Rosenholz, Verbena, Ylang-Ylang
▶ **regenerierend**	Bergamotte, Blutorange, Canaga, Geranium, Grapefruit, Karotte, Limette, Litsea cubeba, Melisse, Myrrhe, Neroli, Orange, Oregano, Patchouli, Verbena, Vetiver, Weihrauch, Zitrone
▶ **rissige**	Kamille, Orange, Palmarosa, Patchouli, Rosmarin, Sandelholz, Teebaum
▶ **straffend**	Bergamotte, Blutorange, Fenchel, Geranium, Grapefruit, Karotte, Lavendel, Lemongras, Limette, Litsea cubeba, Orange, Rosenholz, Zitrone, Zypresse
▶ **trockene**	Amyris, Cananga, Eukalyptus, Geranium, Karotte, Neroli, Orange, Palmarosa, Rose, Rosenholz
▶ **unreine**	Bergamotte, Cajeput, Citronella, Eukalyptus, Karotte, Lemongras, Majoran, Nelke, Niauli, Oregano, Patchouli, Rosmarin, Salbei, Sandelholz, Teebaum, Ysop, Zitrone, Zypresse

Herpes
Lippen- oder Genitalherpes – durch Pockenvirus ausgelöste Infektion
Bergamotte, Cajeput, Kamille, Lavendel, Melisse, Niauli, Oregano, Teebaum, Thymian, Rose, Rosmarin, Salbei

Herpes zoster
Gürtelrose – durch Pockenvirus ausgelöste Infektion der Nervenendigungen
Cajeput, Geranium, Koriander, Lavendel, Melisse, Myrte, Niauli, Oregano, Rose, Rosmarin, Salbei, Teebaum, Thymian

Herz
▶ **Kreislauf**	Anis, Baldrian, Basilikum, Blutorange, Cananga, Cassia-Zimt, Lavendel, Macis, Melisse, Naarde, Neroli, Orange, Pfefferminze, Rose, Rosmarin, Ylang-Ylang
▶ **-flattern**	Kümmel,
▶ **-klopfen**	Baldrian, Cananga, Lavendel, Naarde, Neroli, Pfeffer, Verbena,
▶ **-rasen**	Cananga, Lavendel, Naarde
▶ **-schmerzen**	Pfeffer

Herztätigkeit
▶ **schwere**	Abies, Kiefer, Fichte
▶ **mit verkrampfter Atmung und bläulicher Färbung der Haut**	Lorbeer

Heuschnupfen
Abies, Cajeput, Eukalyptus, Niauli, Teebaum, Zirbelkiefer, Zypresse

Hexenschuß
siehe Ischialgie, Neuralgie

Indikationsverzeichnis

Hunger mit Übelkeit
Baldrian

Husten
Angelikawurzel, Anis, Bergamotte, Cassia-Zimt, Cajeput, Eukalyptus, Fenchel, Fichte, Ingwer, Kiefer, Kardamom, Latschenkiefer, Myrrhe, Myrte, Oregano, Pfeffer, Rosmarin, Teebaum, Thymian, Wacholder, Weihrauch, Ysop, Zirbelkiefer, Zypresse
siehe auch Bronchitis

Hyperventilation
übermäßige Steigerung der Atmung
Cananga

Impetigo
siehe Eiterung/Eiterflechte

Impotenz
Basilikum, Cassia-Zimt, Fichte, Ingwer, Kardamom, Kiefer, Muskatellersalbei, Sandelholz, Vetiver

Infekte
siehe Erkältung

Insektenstiche
Cajeput, Cassia-Zimt, Citronella, Lavendel, Nelke, Niauli, Oregano, Pfefferminze, Rosmarin, Teebaum, Zeder

Ischialgie
schmerzhafte Entzündung des Nervus ischiadicus
Cajeput, Lavendel, Melisse, Pfeffer, Wacholder
siehe auch Neuralgie

Keuchhusten
Anis, Basilikum, Cajeput, Lavendel, Niauli, Thymian, Teebaum, Zypresse

Klimakterium
Angelikawurzel, Baldrian, Basilikum, Cananga, Fenchel, Kamille, Kardamom, Lavendel, Melisse, Naarde, Vetiver, Ylang-Ylang

Knochen
Elemi

Kolik
akute, krampfartige Leibschmerzen
Angelika, Anis, Baldrian, Bergamotte, Dill, Fenchel, Kamille, Kampfer, Kardamom, Karotte, Kiefer, Koriander, Kümmel, Lavendel, Melisse, Naarde, Orange, Pfeffer, Pfefferminze, Thymian, Verbena
siehe auch Krämpfe

Kopfschmerzen
Baldrian, Basilikum, Beifuß, Cajeput, Citronella, Copaiba-Balsam, Geranium, Kamille, Kardamom, Lavendel, Melisse, Muskatnuß, Muskatellersalbei, Neroli, Palmarosa, Niauli, Palmarosa, Teebaum, Wacholder, Zitrone
siehe auch Migräne

Kopfschuppen	Cajeput, Cananga, Eukalyptus, Muskatellersalbei, Niauli, Patchouli, Rosmarin, Thymian, Teebaum, Ylang-Ylang, Zeder
Krämpfe	*plötzliche, unwillkürliche Kontraktion eines Muskels* Abies, Amyris, Angelikawurzel, Anis, Baldrian, Blutorange, Cassia-Zimt, Citronella, Dill, Fenchel, Geranium, Kamille, Kampfer, Kardamom, Koriander, Lavendel, Melisse, Muskatellersalbei, Naarde, Nelke, Oregano, Palmarosa, Pfefferminze, Rose, Rosmarin, Thymian, Zypresse *siehe auch Kolik*
Krätze	*Scabies, leicht übertragbare Hautkrankheit, bei der sich Krätze-milben in die Oberhaut einbohren* Cassia-Zimt, Geranie, Lavendel, Lorbeer, Oregano, Piment, Thymi-an, Wacholder
Krampfadern	Bergamotte, Lemongras, Zitrone, Zypresse
Kreislauf-störungen	Kampfer, Melisse, Neroli, Rose, Rosmarin, Zitrone, Zypresse *siehe auch Herz-Kreislauf*
Lähmungen ▶ **nach akuten Infektionskrankheiten**	Angelikawurzel, Basilikum, Salbei Baldrian
Läuse	Cassia-Zimt, Geranium, Lavendel, Teebaum, Wacholder, Thymian
Leber-beschwerden	Beifuß, Fenchel, Grapefruit, Kamille, Karotte, Kümmel, Limette, Naarde, Wacholder *siehe auch Magen/Darm*
Leukorrhoe	*bakterielle Entzündung der Vagina mit Ausfluß* Cajeput, Lavendel, Kamille, Niauli, Teebaum, Wacholder
Lungen-beschwerden	Abies, Cajeput, Eukalyptus, Fichte, Fenchel, Kiefer, Kamille, Lärche, Myrte, Niauli, Oregano, Ysop, Zeder, Zypresse, Zirbel-kiefer
Lymphe	Grapefruit, Karotte, Lemongras, Orange, Zitrone
Magen/Darm	Abies, Angelikawurzel, Anis, Baldrian, Basilikum, Bay, Beifuß, Bergamotte, Blutorange, Cajeput, Cassia-Zimt, Copaiba-Balsam, Citronella, Dill, Fenchel, Fichte, Geranium, Grapefruit, Ingwer, Kardamom, Kamille, Kiefer, Koriander, Kümmel, Lavendel,

Lemongras, Limette, Litsea cubeba, Lorbeer, Macis, Majoran, Mandarine, Melisse, Muskatnuß, Muskatellersalbei, Myrrhe, Naarde, Nelke, Neroli, Niauli, Orange, Oregano, Palmarosa, Petitgrain, Pfeffer, Pfefferminze, Piment, Rose, Salbei, Teebaum, Thuja, Thymian, Weihrauch, Verbena, Ysop

Menstruations-beschwerden

Anis, Beifuß, Cassia-Zimt, Fenchel, Kamille, Kardamom, Kümmel, Lavendel, Macis, Muskatellersalbei, Myrrhe, Myrte, Neroli, Zypresse

Migräne

Basilikum, Cananga, Citronella, Fenchel, Lemongras, Melisse, Kamille, Kardamom, Lavendel, Majoran, Melisse, Naarde, Pfefferminze, Oregano, Zitrone

▶ mit Flimmern vor den Augen

Ingwer

siehe auch Kopfschmerzen

Milchsekretion

Anis, Basilikum, Dill, Fenchel, Kümmel, Lemongras, Verbena

Mundgeruch

Orange, Kamille, Myrrhe, Pfefferminz, Thymian

Mundschleimhaut

Cajeput, Kamille, Myrrhe, Nelke, Patchouli, Teebaum, Thymian
siehe auch Hals-Nasen-Ohren

Muskelschmerzen Muskelkater

Abies, Baldrian, Cajeput, Citronella, Fenchel, Fichte, Grapefruit, Kampfer, Kiefer, Koriander, Latschenkiefer, Lavendel, Lemongras, Litsea cubeba, Lorbeer, Melisse, Naarde, Oregano, Palmarosa, Pfeffer, Piment, Rosenholz, Rosmarin, Teebaum, Thymian, Wacholder, Wintergrün, Zitrone, Zypresse

Nagelprobe

Teebaum, Thuja, Zitrone

Narben

Geranium, Wacholder, Weihrauch

Nasenbluten

siehe Blutstillend

Nebenhöhlen

siehe Hals-Nasen-Ohren

Neuralgie

Nervenschmerz
Angelikawurzel, Cajeput, Eukalyptus, Kamille, Kampfer, Koriander, Kümmel, Lavendel, Melisse, Naarde, Nelke, Niauli, Oregano, Palmarosa, Pfefferminze, Salbei, Teebaum, Thuja, Wintergrün

Neurodermitis

Cajeput, Geranium, Lavendel, Niauli, Rose, Teebaum

Nierenleiden	Angelikawurzel, Basilikum, Eukalyptus, Fenchel, Fichte, Geranium, Kiefer, Lavendel, Orange, Wacholder, Zeder *siehe auch Harnabflußstörungen/Harnweginfekte*
Ödem	*Gewebeschwellung mit Flüssigkeitsansammlung* Basilikum, Kamille, Lavendel, Mandarine, Neroli, Orange, Petit-grain, Rosmarin, Zeder, Zypresse
Offene Beine	*siehe Ulcus cruris*
Ohren	*siehe Hals-Nasen-Ohren*
Parasiten	*siehe Ungeziefer*
Parodontose	*Schwund des Zahnfleisches* Cajeput, Nelke, Muskatellersalbei, Myrrhe, Myrte, Niauli, Pfeffer-minze, Thymian, Teebaum
Pedikulose	*Befall von Läusen* *siehe Läuse*
Pilzbefall	*siehe Soormykose*
Prellungen	Grapefruit, Kampfer, Latschenkiefer, Lavendel, Lorbeer, Teebaum, Thymian, Verbena
Prostata	Fichte, Kiefer, Thuja, Wintergrün
Psoriasis	*Schuppenflechte* Cajeput, Geranium, Lavendel, Niauli, Rose, Teebaum, Thuja, Thymian, Zitrone, Zeder
Puls ▶ **ausgleichend** ▶ **langsam** ▶ **schnell**	 Abies, Fichte, Kiefer Kampfer Lavendel
Quetschungen	Pfefferminz, Lavendel, Thymian
Rachitis	Fichte
Raucherhusten	Angelika
Reisekrankheit	Angelika, Lorbeer, Melisse

Rheumatismus   Abies, Angelika, Bay, Cajeput, Cassia-Zimt, Citronella, Elemi, Eukalyptus, Fichte, Geranium, Kiefer, Ingwer, Kampfer, Karotte, Koriander, Lärche, Latschenkiefer, Lavendel, Lemongras, Litsea cubeba, Lorbeer, Macis, Majoran, Melisse, Nelke, Oregano, Pfeffer, Piment, Salbei, Rosmarin, Teebaum, Thymian, Wacholder, Wintergrün, Zitrone

Rückenschmerzen   Cajeput, Fichte, Kamille, Kiefer, Lärche, Latschenkiefer, Lavendel, Lemongras, Mandarine, Melisse, Neroli, Petitgrain, Rosmarin, Teebaum, Thymian, Wacholder, Wintergrün, Zypresse

Scabies   *siehe Krätze*

Schilddrüse   Salbei

Schlangenbisse   Cassia-Zimt, Lavendel

Schluckauf   Basilikum, Dill, Fenchel, Sandelholz

Schmerzen   Cajeput, Lavendel, Melisse, Pfefferminze, Teebaum

Schnittwunden   Cajeput, Eukalyptus, Geranium, Kamille, Lavendel, Majoran, Muskatellersalbei, Niauli, Palmarosa, Rose, Salbei, Teebaum, Thymian, Ysop

Schnupfen   *siehe Hals-Nasen-Ohren*

Schrammen   *siehe Schnittwunden*

Schuppenflechte   *siehe Psoriasis*

Schwäche   Angelika, Bay, Beifuß, Cassia-Zimt, Grapefruit, Ingwer, Litsea cubeba, Majoran, Macis, Melisse, Muskatnuß, Naarde, Nelke, Neroli, Niauli, Oregano, Patchouli, Pfeffer, Piment, Rosenholz, Rosmarin, Salbei, Thuja, Thymian, Vetiver, Zeder, Zirbelkiefer

Schwangerschafts-streifen   Bergamotte, Blutorange, Geranium, Grapefruit, Lemongras, Limette, Orange, Rosenholz, Zitrone

Schwindel   Abies, Anis, Beifuß, Fichte, Kampfer, Kiefer, Kümmel, Lorbeer, Melisse, Muskatnuß, Naarde, Pfefferminze, Verbena, Zirbelkiefer

Schweißhemmend   Citronella, Rose, Rosenholz, Salbei, Thuja, Zypresse

Sexuelle Probleme   Basilikum, Cananga, Ingwer, Kardamom, Lavendel, Nelke, Neroli, Patchouli, Rose, Wintergrün, Vetiver, Ylang-Ylang, Zeder

Sinusitis	*siehe Hals-Nasen-Ohren*
Skorbut	*Avitaminose, Mangel an Vitamin C, Folge: Blutungen, Ausfallen der Zähne* Ingwer
Sonnenbrand	Cajeput, Lavendel, Teebaum
Soormykose	*Candidamykose, Pilzbefall* Cajeput, Lavendel, Teebaum, Wacholder
Spasmen	*siehe Krämpfe*
Stirnhöhlen	*siehe Hals-Nasen-Ohren*
Stoffwechsel	Bay, Grapefruit, Thuja
Übelkeit	Anis, Angelikawurzel, Fenchel, Baldrian, Kardamom, Lorbeer, Melisse, Pfefferminze, Naarde
Ulcus cruris	*offenes Bein* Cajeput, Karotte, Teebaum
Ungeziefer	Bergamotte, Cajeput, Cassia-Zimt, Geranium, Kümmel, Lavendel, Nelke, Teebaum, Oregano, Wacholder, Thymian, Zeder *siehe auch Pedikulose*
Unterleib	Amyris, Basilikum, Cajeput, Copaiba-Balsam, Kamille, Myrte, Niauli, Teebaum, Thuja
Vegetative Dystonie	*Fehlregulationen des vegetativen Nervensystems mit Funktions-störungen an verschiedenen Organen* Baldrian, Kiefer, Lavendel, Orange, Latschenkiefer, Naarde, Palma-rosa
Verbrennung	*siehe Brandwunden*
Verdauung	*siehe Magen/Darm*
Verletzung	*siehe Wunden*
Verrenkung	*siehe Prellungen*
Verschleimung	Abies, Anis, Dill, Fenchel, Fichte, Kiefer, Latschenkiefer, Sandel-holz, Ysop

Indikationsverzeichnis

Verstauchung	Grapefruit, Kampfer, Latschenkiefer, Lavendel, Lorbeer
Verstopfung	Abies, Fenchel, Fichte, Karotte, Kiefer, Lemongras, Zitrone
Wehen	Nelke, Verbena
Wochenbett-depression	Vetiver
Würmer	Kümmel, Thymian
Wunden	Basilikum, Amyris, Cajeput, Elemi, Ekalyptus, Geranium, Kamille, Karotte, Lavendel, Limette, Lorbeer, Myrrhe, Myrte, Niauli, Patchouli, Teebaum, Zypresse
Zahnfleisch	Kamille, Majoran, Myrrhe, Nelke, Orange, Rose, Niauli, Salbei, Teebaum, Zitrone
Zahnschmerzen	Cajeput, Pfefferminze, Nelke, Koriander, Kümmel, Majoran, Muskatellersalbei, Nelke, Niauli, Rose, Salbei, Teebaum
Zahnungs-beschwerden	Kamille
▶ **mit Durchfall**	Anis
Zerrungen	*siehe Prellungen*
Zuckerkrankheit	*siehe Diabetes*
Zuckungen	Baldrian, Beifuß
Zystitis	*siehe Harnflußstörungen/Harnweginfekte*

Psychische Indikationen

Ärger   Kamille

Aggression   Amyris, Cananga, Koriander, Lavendel, Sandelholz

Angst   Angelika, Anis, Amyris, Baldrian, Bergamotte, Blutorange, Cananga, Fenchel, Geranium, Kampfer, Kardamom, Latschenkiefer, Majoran, Mandarine, Melisse, Muskatellersalbei, Naarde, Neroli, Niauli, Orange, Patchouli, Rose, Rosenholz, Wacholder, Weihrauch, Zeder, Zypresse

**Anpassungs-   Anis, Sandelholz
fähigkeit**

Antrieb   *siehe Belebung*

Aphrodisiakum   Amyris, Bay, Cananga, Ingwer, Kardamom, Koriander, Kümmel, Limette, Majoran, Neroli, Nelke, Patchouli, Pfeffer, Rose, Vetiver, Ylang-Ylang

Aufregungen   Baldrian, Lavendel, Naarde, Rosenholz, Sandelholz

Ausdauer   Geranium, Fichte, Kiefer, Lärche, Latschenkiefer

Beklemmung   Kampfer

Belebung   Cajeput, Citronella, Eukalyptus, Grapefruit, Kampfer, Lemongras, Limette, Litsea cubeba, Orange, Macis, Muskatellersalbei, Niauli, Piment, Pfeffer, Pfefferminze, Piment, Rosmarin, Salbei, Zitrone

Beruhigung   Abies, Baldrian, Bay, Cananga, Dill, Elemi, Kamille, Kiefernnadel, Lavendel, Mandarine, Naarde, Neroli, Oregano, Palmarosa, Rose, Sandelholz, Thuja, Vetiver

Besänftigung   Cananga, Kamille, Mandarine, Naarde, Neroli, Rose

Blockade   Cassia-Zimt, Nelke, Palmarosa, Rosmarin

Depressionen   Amyris, Anis, Basilikum, Bergamotte, Blutorange, Cananga, Geranium, Kampfer, Kümmel, Lemongras, Litsea cubeba, Macis, Majoran, Neroli, Orange, Palmarosa, Patchouli, Petitgrain, Rose, Rosenholz, Thymian, Verbena, Vetiver, Wintergrün, Ylang-Ylang, Ysop, Zeder

Indikationsverzeichnis

Diplomatie	Anis, Basilikum
Eifersucht	Rose
Einsamkeit	Anis, Cassia-Zimt
Einschnürungsgefühl	Abies, Kiefer, Fichte
Entspannung	Abies, Amyris, Baldrian, Bay, Cananga, Fichte, Geranium, Kamille, Karotte, Kiefernnadel, Latschenkiefer, Lavendel, Muskatellersalbei, Myrrhe, Myrte, Nelke, Naarde, Neroli, Orange, Oregano, Palmarosa, Patchouli, Petitgrain, Pfefferminze, Ylang-Ylang, Vetiver
Enttäuschung	Cananga, Rose
Erfrischung	Citronella, Lemongras, Litsea cubeba, Orange, Zitrone
Erregung	Baldrian, Beifuß, Fichte, Kiefer, Lavendel, Naarde, Neroli
Erschöpfung	Abies, Angelika, Baldrian, Basilikum, Bay, Cajeput, Citronella, Eukalylptus, Geranium, Grapefruit, Kampfer, Kardamom, Koriander, Lemongras, Litsea cubeba, Myrrhe, Naarde, Mandarine, Niauli, Orange, Oregano, Patchouli, Pfeffer, Piment, Rose, Rosenholz, Rosmarin, Teebaum, Thuja, Thymian, Vetiver, Zitrone, Zirbelkiefer
Erstarrung	Cassia-Zimt, Nelke
Erstickungsgefühl beim Einschlafen	Baldrian
Erwärmung	Cassia-Zimt, Neroli, Pfeffer, Patchouli, Rose
Geborgenheit	Cassia-Zimt, Fenchel, Kamille, Patchouli, Rose
Gedächtnisschwäche	Beifuß, Eukalyptus
Gefühlsschwankungen	Bay, Blutorange, Palmarosa, Rose
Gereiztheit	Blutorange, Citronella, Copaiba-Balsam, Dill, Kamille, Karotte, Litsea cubeba, Thuja, Thymian, Ysop
Gerüche, überempfindlich gegen	Macis

Halluzinationen	Baldrian
Harmonisierung	Abies, Amyris, Basilikum, Beifuß, Bay, Blutorange, Cananga, Citronella, Copaiba-Balsam, Dill, Eukalyptus, Fenchel, Fichte, Grapefruit, Kamille, Karotte, Kiefer, Kümmel, Lavendel, Limette, Mandarine, Nelke, Niauli, Neroli, Orange, Palmarosa, Rose, Sandelholz, Thuja, Verbena
Heiterkeit	Blutorange, Bergamotte, Eukalyptus, Grapefruit, Lärche, Limette, Litsea cubeba, Mandarine, Orange, Muskatellersalbei, Palmarosa
Hektik	Abies, Elemi, Grapefruit, Karotte, Kümmel, Lavendel, Naarde, Neroli, Orange
Hemmungen	Ingwer
Hilflosigkeit	Bergamotte, Lärche
Hysterie	Kamille, Kampfer, Neroli, Vetiver
Inspiration	Amyris, Basilikum, Koriander, Mandarine, Muskatellersalbei
Intelligenz	Basilikum, Lärche
Konflikte	Cassia-Zimt, Nelke
Konzentration	Basilikum, Beifuß, Citronella, Eukalyptus, Koriander, Lemongras, Limette, Litsea cubeba, Pfefferminze, Petitgrain, Verbena, Zitrone
Kreativität	Cassia-Zimt, Koriander, Lemongras, Muskatnuß, Muskatellersalbei, Piment, Verbena
Lach- und Weinkrampf	Muskatnuß
Launen	Dill, Kamille, Thymian
Meditation	Elemi, Myrrhe, Myrte, Patchouli, Weihrauch
Mut	Abies, Cassia-Zimt, Fichte, Kiefer, Lärche, Latschenkiefer, Zeder
Nächtliche Arbeit, ohne sich daran zu erinnern	Beifuß
Negativität	Blutorange, Majoran, Nelke, Rose, Thymian

Indikationsverzeichnis

Nervenstärkung	Bay, Kampfer, Latschenkiefer, Lavendel, Majoran, Melisse, Naarde, Neroli, Orange, Rose, Zeder
Nervosität	Angelikawurzel, Baldrian, Blutorange, Canaga, Kamille, Karotte, Majoran, Lavendel, Mandarine, Naarde, Neroli, Petitgrain, Rosenholz, Vetiver, Zeder
Nieder-geschlagenheit	Abies, Baldrian, Blutorange, Limette, Litsea cubeba, Mandarine, Melisse, Naarde, Orange
Ohnmacht, drohende	Kampfer, Lorbeer, Muskatnuß, Pfefferminze
Phantasie	Cananga, Cassia-Zimt, Koriander, Limette, Patchouli, Sandelholz
Platzangst	Muskatnuß
Reinigung	Zirbelkiefer, Zitrone
Reizbarkeit	Kamille, Rose, Salbei
Revitalisierung	Angelikawurzel, Neroli
Schläfrigkeit	Macis

Schlaf

▶ **Einschlafstörung**	Blutorange, Majoran, Neroli
▶ **-losigkeit**	Anis, Baldrian, Basilikum, Cananga, Fichte, Kampfer, Kiefer, Lavendel, Melisse, Naarde, Orange, Rose, Salbei, Thuja, Verbena, Vetiver
▶ **-störungen**	Ylang-Ylang
▶ **-sucht**	Muskatnuß
▶ **-unterbrechung**	Beifuß, Copaiba-Balsam, Vetiver
▶ **unruhiger**	Kamille

Schock	Melisse
Schreckhaftigkeit	Pfeffer
Schweiß, kalter	Kampfer
Schwitzen	Salbei, Thuja
Selbstvertrauen	Abies, Angelika, Bergamotte, Cajeput, Cassia-Zimt, Grapefruit, Ingwer, Kardamom, Karotte, Kümmel, Lärche, Lavendel, Lorbeer, Pfeffer, Niauli, Rosenholz, Thymian, Zeder, Zirbelkiefer

Sexuelle Übererregung	Dill, Wintergrün, Weihrauch
Spannungen	Abies, Anis, Cassia-Zimt, Citronella, Fichte, Kiefer, Majoran, Mandarine, Muskatellersalbei, Orange, Rose, Sandelholz, Ylang-Ylang
Standhaftigkeit	Geranium, Zirbelkiefer
Stärkung	Grapefruit, Cajeput, Copaiba-Balsam, Geranium, Ingwer, Kardamom, Koriander, Kümmel, Lavendel, Lorbeer, Macis, Majoran, Nelke, Rose, Pfeffer, Piment, Rosmarin, Salbei, Sandelholz, Teebaum, Thymian, Wacholder, Weihrauch, Ysop, Zeder, Zypresse
Stimulation	Koriander, Muskatellersalbei, Pfeffer, Zirbelkiefer
Streß	Baldrian, Basilikum, Bergamotte, Blutorange, Cananga, Kamille, Kardamom, Kümmel, Lavendel, Majoran, Mandarine, Melisse, Muskatellersalbei, Naarde, Neroli, Orange, Palmarosa, Petitgrain, Thuja, Vetiver, Ylang-Ylang
Toleranz	Anis
Träume ▶ **ängstliche, erschreckende**	Kamille
▶ **phantastische**	Thymian
▶ **schlechte, schwere**	Abies, Anis, Melisse, Rose
Trauer	Mandarine, Melisse, Pfeffer
Überforderung	Basilikum, Bay, Grapefruit, Kardamom, Kümmel, Majoran, Naarde, Rosenholz, Vetiver
Unbekümmertheit	Koriander
Unruhe	Blutorange, Copaiba-Balsam, Dill, Kamille, Lavendel, Macis, Majoran, Melisse, Myrrhe, Naarde, Teebaum, Thuja, Vetiver, Wacholder, Weihrauch
Unsicherheit	Abies, Fichte, Kiefer, Lärche, Latschenkiefer, Zypresse
Weinerlichkeit ▶ **Wein- und Lachkrämpfe**	Blutorange, Fenchel, Kamille, Muskatellersalbei, Salbei, Thuja Muskatnuß

Widerstandskraft   Bay, Fichte, Kiefer, Lärche, Latschenkiefer, Zirbelkiefer, Zypresse

Zittern   Macis, Thuja

Zuversicht   Abies, Bergamotte, Fichte, Kardamom, Kiefer, Lärche, Latschenkiefer, Lorbeer, Myrrhe, Zeder

Literatur

Boericke, W.: Homöopathische Mittel und ihre Wirkungen. Verlag Grundlagen und Praxis, Leer 1995

Davis, P.: Aromatherapie von A-Z. Droemersche Verlagsanstalt Th. Knaur Nachf., München 1990

Fuchs, L.: Kreüterbuch im Jahr MDXLIII, Betruckt zu Basell / durch Michael Insingrin / 1543. Facsimilia Art & Edition, Darmstadt 1989

Gildemeister, E., Hoffmann, F.: Die ätherischen Öle. Akademie-Verlag, Berlin 1956

Graaz, H.: Die Naturheilanwendungen für den Hausgebrauch. Hippokrates-Verlag, Stuttgart/Leipzig 1930

Hohe, H., Uslar Gleichen, C. v.: Michaels großer „Ätherischer Öle" Führer. Hermetika Verlag, Kinsau 1992

Kurz, I., Wittlinger, H. u. G.: Einführung in die Manuelle Lymphdrainage, Band 1-3. Karl F. Haug Verlag, Heidelberg 1994–1996

Lonicerus, A.: Kreuterbuch, Kunstliche Conterfeytunge / Druckts und Verlegts Mathäus Wagner / Im Jahr 1679. Verlag Konrad Kölbl, München 1990

Madaus, G.: Lehrbuch der biologischen Heilmittel, Band I-III. Georg Olms Verlag, Hildesheim/ New York 1985

Pschyrembel Klinisches Wörterbuch. Verlag Walter de Gruyter, Berlin/New York 1986

Rieder, B., Wollner, F.: Duftführer. Wollner, Kempten 1989

Ryman, D.: Heilen mit Aroma-Ölen. Droemersche Verlagsanstalt Th. Knaur Nachf., München 1993

Siepmann, F., Stolz, A.: Harmonie und Heilung durch Massage. Forum Bremen, Nr. 25, April-Juni 1997

Valnet, J.: Aroma-Therapie. Wilhelm Heyne Verlag, München 1993

Vehling-Verlag (Hrsg.): Natur – Gesundheit bewahren und wiedergewinnen. Vehling-Verlag, Werl 1997

Werner, M.: Kochen mit ätherischen Ölen. Gräfe und Unzer Verlag, München 1996

Vogel, T., Nussbaumer, R.: Die Duftfiebel. Das ABC der ätherischen Öle. Midena Verlag, Küttigen 1994

Stichwortverzeichnis

Entschlußkraft 40, 44, 137, 186
entspannend 42, 129, 131, 135, 144, 146, 156, 186
Entspannung 25, 55, 131, 206
Entspannungsbad 204
Enttäuschung 47, 175
entwässernd 74
Entzündung 53
–, der ableitenden Harnwege 112
–, rheumatische 44
entzündungshemmend 25, 33, 44, 53, 69, 86, 91,
    97, 103, 107, 110, 112, 114, 116, 120, 131, 133,
    139, 151, 154, 156, 165, 169, 186, 195
Epilepsie 38, 88, 118, 165
Erbrechen 31, 33, 55, 88, 99, 107, 110, 139, 154,
    171, 173
Erde 18
Erfrierung 88
erfrischend 91, 105
Erkältung 27, 61, 103, 131, 206
Erkältungsbad 204
Erkältungskrankheiten 107
Ermüdung 94, 97, 146
Ermüdungserscheinung 67
erotisierend 25, 94
Erregung 38
–, hysterische 72
–, psychische 27, 82, 175
–, sexuelle 173
Erregungszustand 78
Erscheinungsbild, rheumatisches 80, 124, 142
Erschöpfung 23, 31, 33, 36, 44, 65, 88, 124, 146,
    156, 160, 162, 181, 182, 183, 193, 206
–, geistige 78, 139, 148, 165
–, nervöse 80, 142
–, psychische 114
Erschöpfungszustand 51, 59, 112, 129, 137
Erstickungsgefühl 31
Erwachen, unausgeruhtes 162
Essig 10
Eukalyptus 59
euporisierend 112, 167

F

Fähigkeit 154
–, geistige 177
–, schöpferische 154
–, uteruswirksame 171
Falten 146, 194
Faltenbehandlung 127
Faltenbildung 63, 65, 94, 135, 183, 196, 197
Fenchel 61
Fettleibigkeit 61
Feuchtigkeitshaushalt 61, 131
Feuer 18
Fichte 78
Fieber 13, 31, 40, 91, 99, 127, 131, 144
fiebersenkend 69
Fisch 211
Fische 16
Flattern 101

Flechte 63, 156
Fleck, blauer 177, 191
Fleisch 211
Flexibilität 33, 183
Floh 156
Flüchtigkeitsfehler 183
Föhnbeschwerden 139
Follikulitis 157
Freude 42
Frieden 107
Frigidität 112, 144, 154, 167, 175
Frohsinn 144
Frostbeule 69, 157
Frustration 173
Furunkel 33, 69, 88, 124, 162, 169
Fußbad 11
Fußreflexzonen-Massage 12

G

Gallenbeschwerden 97, 148, 183, 209
Gallenblase 86
Gallenerkrankung 82
Gallenleiden 94
Gallenproblem 76
Gallestörung 38, 118
Gastritis 173
Gebäck 211
Geborgenheit 49, 61, 133
geburtsfördernd 33, 120
Geburtshilfe 144
Gedächtnis 33
Gedächtnisschwäche 38, 110, 139
Gedankenlosigkeit 51, 97
Gefühl 144
–, erotisches 175
–, verletztes 144
Gefühlskälte 49
Geist 15
Geistesfähigkeit 165
Gelassenheit 107
Gelenk 65
–, überanstrengtes 193
Gelenkprobleme 84, 110, 129, 156, 183, 204, 209
Gelenkrheumatismus 160, 162
Gelenkschmerz 80, 86, 97, 101, 103, 116, 124,
    142, 173, 186
Gelenksteife 13, 99, 142, 173, 191, 207
Gelenkverspannung 88
Gemüse 211
Gemütsschwankung 42
Gemütsverfassung, depressive 127
Geranium 63
Gereiztheit 69, 160
Geruchsinn 9
Geschwür 57, 63, 76, 116, 156
Gesichtsbehandlung 105
Gesichtsneuralgie 80
Getränke 211
Getreide 211
Gewebedurchblutung 86